新装版

〈こころ〉に劇的、漢方薬

益田総子

同時代社

『新装版〈こころ〉に劇的、漢方薬』発刊にあたって

同時代社編集部

『〈こころ〉に劇的、漢方薬』の旧版の刊行は一九九九年の七月でした。刊行後すぐに多くの方々からご好評をいただき、二〇〇六年の六月には重版四刷となるロングセラーになりました。その後は長らく品切れ状態となり、読者の皆様に大変ご迷惑をおかけしておりました。

しかし、二〇二〇年になり世界中で顕在化された新型コロナウイルスの猛威は、私たちの社会の日常を大きく変えました。その日常の変化は、私たちの「こころ」に変調をきたすほどになっていると感じます。今こそ「こころ」に効く漢方薬の出番ではないか、同時代社編集部では、品切れ状態であった本書の復刊を考え、著者の益田総子先生に相談させていただきました。

そして、やはりコロナ禍での益田先生の仕事は、精神的に行き詰まる患者さんたちの相談で、異様な忙しさでした。そんなご多忙のなかでしたが、編集部の考えに全面的にご賛同いただき、復刊に向けて、再度本書全体に目を通していただき、加筆修正していただきました。

本書で紹介する28の症例の患者さんは、現在ますます問題になっている「こころ」の病を抱えていますが、そんな「こころ」に効く、漢方薬の処方は全く古くなっていません。

本書によって、「こころ」の悩みが解決できるように、医療関係者の方々にも参考になれば望外のことであります。

二〇二一年五月

新装版〈こころ〉に劇的、漢方薬／目　次

V　不安と心配のなかで　加味帰脾湯の効く人たち……187

I

漢方薬の効き目、西洋薬の効き目

はじめに

『不思議に劇的、漢方薬』（同時代社刊）を書いてから、早いものでもう九年たってしまった。はじめはシリーズで書こうとは毛頭考えていなかった。シリーズで書くなら、それにふさわしいタイトルにしておいたのにと、今ごろ困っている。『不思議に劇的、漢方薬』の三年後『やっぱり劇的、漢方薬』を書き、二冊書いたところで、私は漢方薬について書くのにこりてしまった。

小児科の本を書いていた頃には、婦人雑誌で顔を売っていても、「わざわざ遠方から押しかけてくる」患者さんはほとんどいなかった。大きなグラビアのページに顔が出ていても、かかっている患者さんの中にさえ、気がつかない人がいたくらいである。そんな関係で、本を書くと何かが起こるとは、全く考えてもいなかったのだが、漢方薬の本を書いたとたんに、横浜のはずれの小さな診療所なのに、「漢方薬の治療」を希望して、難しい患者さんが次々に来院するという事態が起こってしまった。

病院の小児科から小さな診療所に移り、漢方薬をよく使うようになったら、新鮮な驚きや喜びがたくさん出てきて、それを伝えたいと考えたのが、前の二冊を書いた動機だった。「漢方薬のよく効く時には、一発で効く。『漢方薬は六カ月のまないと効果が出ない』というのは間違いだ」ということと、「効く薬は自分でわかるから調節がきく。効き目がわからない時に、六カ月ものませていられるんだ」ということなどを書きたかっただけである。だから、対象にしたのは、あくまでも一般の人だった。医師に向けてのメッセージは何もなかった。

『不思議に劇的、漢方薬』を書いてから九年たち、読み直してみると、ずい分幼稚なことを平気で書いていたり、妙に力んでいる箇所が目について、恥ずかしくて捨ててしまいたくなる。それと同時に、九年という歳月で私も鍛えられたと思う。漢方薬についての認知のされ方も相当に変わってきている。医師の中でも、一般社会でも、漢方薬をけなす人の率がずっと減った。漢方薬を使いこなせる医師はまだ少なくても、「使ってみたい」と考える医師が確実に増えたし、「もっと使いこなせるようになりたい」と考えている医師が増えたのも事実である。そういう医師たちの声が聞こえてきて、私の経験を医師たちに伝え、漢方薬を使える医師が一人でも多くなればいいと思うようになった。そんなことから、この間の経験をまとめて三冊目にする気になった。

三年ほど前に私は「なんぶ診療所」を離れて、隣の区でずっと小さな規模にしたクリニックを開いた。そのまま「なんぶ診療所」にいては、納得のいく診療ができなくなっていたからである。「なんぶ診療所」で内科の医師として、真面目に漢方薬の治療にも取り組んでいるうちに、来院する患者さんは極め付けに難しい内科、心療内科、皮膚科、婦人科の人たちが増え、診療に長い時間を要するようになってしまっていた。

私自身は患者さんとゆっくり話をするのは苦にならない。身勝手な患者さんは苦手だが、悲しい話、苦しい話、困った話などを聞き、医師として少しは力が貸せて事態が解決に向かっていく時には、「この仕事をしていてよかった」としみじみ喜びを感じる。

しかし、こういう診療には時間がとてもかかる。来院する患者さんを全部受け入れていたら、とことんオーバーワークになってしまう。私はあまり器用でないので、患者さんの数にあわせて、診療時間を短かく切り上げるのがどうしてもできない。患者さんを待たせるまいと思うと、緊張が増して文字通り血圧が上がってしまう。だから、私のからだをこわさないうちに、診療のスタイルを変える必要がどうしてもあった。

それに加えて、わが家の事情も完全に変わっていた。子どもたちのために、私が長く生きていることが絶対的に必要なことがはっきりした。障害のある子を抱えた親は、今の日本では簡単には死ねない。他の親たちのように、一定の年齢になったら子どもが巣立ち、自分たちは第二の人生を考えればよいという立場など、望みようもなくなっていた。

三年前に小さなクリニックを開いて独立し、患者さんの数を制限した診療に切りかえた。今は電話で予約してもらい、ごく少ない患者さんとだけつきあっている。健康保険だけでやっているから、患者さんに時間をかければ、当然、お金にならない。ほとんどボランティアのようなものである。でも、そのおかげで、私の健康は徐々に回復した。

だから、「顔つきが穏やかになった」と長いつきあいの人たちから、よく言われる。ゆっくりした診療に慣れ、私も患者さんも急がなくなった。そうして三年たち、やっと落ち着いてきたと思う。

あらためてまわりを見回すと、やはりずい分変わっていたし、使っている漢方薬の種類も変化していた。診療の内容が変化し、私自身が使いこなせるようになった薬がたくさんあって、医師の仕事は年齢とともに変わるものだなあと、実感し直している。

漢方薬の変化、診療の変化

次の表は、現在（一九九九年）我がクリニックで使っている漢方薬の使用頻度、「なんぶ診療所」の頃（一九九三年）の使用頻度、日本の中で主として健康保険で使用されている漢方薬の使用頻度（一九九九年）を比較したものである。相当な違いがあって、興味深い。

六年前は、漢方薬をかなり使えるようになって、感激しながらあれやこれやと使ってみていた頃である。『不思議に劇的、漢方薬』を書いたとたんに婦人雑誌で取り上げられ、女性の不

表　漢方薬使用頻度上位20品目の比較

	1999年現在	1993年頃	全国平均 (1998年推定)
1	当帰芍薬散	当帰芍薬散	小柴胡湯
2	柴胡桂枝乾姜湯	麦門冬湯	大建中湯
3	半夏白朮天麻湯	小建中湯	牛車腎気丸
4	柴胡桂枝湯	十全大補湯	補中益気湯
5	人参湯	八味地黄丸	八味地黄丸
6	十全大補湯	半夏厚朴湯	当帰芍薬散
7	大建中湯	当帰四逆加呉茱萸生姜湯	葛根湯
8	温経湯	四物湯	加味逍遙散
9	補中益気湯	柴胡桂枝乾姜湯	桂枝茯苓丸
10	半夏厚朴湯	半夏白朮天麻湯	柴苓湯
11	麻子仁丸	桂枝湯	小青竜湯
12	五積散	ヨクイニン	芍薬甘草湯
13	八味地黄丸	五積散	麦門冬湯
14	抑肝散加陳皮半夏	人参湯	大黄甘草湯
15	麦門冬湯	補中益気湯	釣藤散
16	酸棗仁湯	牛車腎気丸	防已黄耆湯
17	香蘇散	麻黄附子細辛湯	十全大補湯
18	桔梗石膏	桂枝加芍薬湯	柴朴湯
19	四物湯	香蘇散	六君子湯
20	麻黄附子細辛湯	桂枝加竜骨牡礪湯	猪苓湯

定愁訴を訴える患者さんがドッと押し寄せた。それまで、他にかかっていて治っていなかった人たちが多かったから、経過が長い虚証の人の比率が高かったのだろう。六年前の使用頻度をみると、虚証用の漢方薬ばかりが並んでいる。

その頃と比較すると、現在の方が来院する患者さんはバラエティに富んでいる。老若男女、ありとあらゆる年齢の人が、まんべんなく来院している。だから、男性の比率がずっと増え、時々待合室に大人の男性ばかりが並んでいることがある。大人の男性はバラバラに座り、シンと黙っている。女性は隣同士でしゃべったり、子どもは走ったりして音をたてるから、全く雰囲気がちがう。「女子ども」に慣れていると、男性は異人種に見える。そんなちがいが、使用頻度を見くらべると見えてくるから、面白い。

現在の私のクリニックで使っている漢方薬をみると、やはり圧倒的に多いのが当帰芍薬散《トウキシャクヤクサン》である。この点は六年前と変わらない。

二番目は柴胡桂枝乾姜湯《サイコケイシカンキョウトウ》であるが、六年前には九番目だった。非常に増えている。この薬の使う頻度が増えたのは、私自身が柴胡桂枝乾姜湯を使いこなせるようになり、慢性疲労症候群といわれるような長い経過の患者さんたちの問題を解決できるようになってきたという変化だと思う。

三番目は半夏白朮天麻湯《ハンゲビャクジュツテンマトウ》である。これも六年前よりずっと増えている。『不思議に劇的、漢方薬』や『やっぱり劇的、漢方薬』の中で驚きながら使っているが、一般的な使い方の、頭重、めまいなどではなく、整形外科的な痛みや、様々なところでとても不思議な効き方をしている。やはり経験を積んで使いこなせるようになった薬である。

四番目に柴胡桂枝湯《サイコケイシトウ》が登場したのは、小中学生、二十代の女性、比較的若い男性の相談が増えたことと関係しているが、それと同時に、柴胡剤を使いこなせるようになったことによると思う。

五番目以下をみても、この六年間で使いこなせるようになったものがずい分多いと感じる。二十番まででみると、七つが新登場であるが、それ以外に、使う量が著しく増えたものに、人参湯《ニンジントウ》、補中益気湯《ホチュウエッキトウ》がある。

補中益気湯は九番目であるが、以前より使用頻度がずっと増えている。少しうつっぽいタイプの患者さんが増えてことと、私自身もだんだん使い方がわかり、使えるようになったことの反映である。

こんな風に患者さんの層が変わり、漢方薬をかなり使いこなせるようになって、使用頻度に変化が出てきている。患者さんに接し、使い方を学びながら、ここまで来れたと思う。印象に残る患者さんとのエピソードの数々が愛おしい。

この四、五年の変化で大きいのは、不定愁訴のうちの不眠、イライラなどの精神科っぽい相談がたくさん増えたことである。その反映で、抑肝散加陳皮半夏《ヨクカンサンカチンピハンゲ》や酸棗仁湯《サンソウニントウ》が登場している。二十番以下なので目立たないが、柴胡加竜骨牡蠣湯《サイコカリュウコツボレイトウ》や加味帰脾湯《カミキヒトウ》の量も確実に増えている。

この本では、精神科領域の話を中心にしたいと思う。精神安定剤などの向神経薬だけでなく、漢方薬を一緒に使った時の治り方は、実にすっきりしていて、漢方薬を使えてよかったとつくづく思うほどである。少し専門的になって、しつこいかもしれないが、精神科領域の問題は特有に難かしいので、ちょっと辛抱してほしい。薬のいろいろな使い方を医師も患者も知ってほしいと思うし、具体的な話でしか漢方薬の使い方は説明しようがないと思うからである。

どっちがいいの？

「漢方薬はからだにいいので、漢方治療をお願いします」

問診の要望欄にこう書いてくる患者が時々いる。私は漢方医ではないので、こう書かれると正直のところ、少々面白くない。

「それなら、漢方薬、東洋医学専門と看板に掲げている所に行けばいい」

とへそを曲げたくなる。私はからだにいいから漢方薬を使っているわけではない。どんな薬でも、効かない薬をいつまでものんでいれば、からだにいいはずはないし、効いている薬でも、副作用がいろいろ出れば、使うわけにはいかない。いつまでもよくならない症状を、なんとか改善するためには、漢方薬の方が優れているのはたしかである。だから、漢方薬を使えば効くだろうとはじめから予測される場合には漢方薬を使うが、西洋薬だけで十分によくなるだろうと思える時には迷わず西洋薬を使う。

要は、その患者さんにとって、どの治療法を選ぶのが良いかであり、全く性格が異なる西洋薬と漢方薬のどちらが優れているかの比較をすることではない。そうやって使っている結果、私のクリニックのほとんどの患者さんは西洋薬も漢方薬も両方使っている。両方使えた方が便利なのである。

しかし、両方を平気で使う医師は、まだ非常に少ないらしい。日本の医学教育は西洋医学しか教えないから、医学部を卒業し、医師免許をもらうまでに、医師の頭の中は完全に西洋医学に染められてしまう。だから、例外的に勉強した人以外には、東洋医学の入り込む余地はない。様々な最先端の検査器械を駆使して細かく分析すれば、すべての現象の因果関係は解明できるというような幻想を植え付けられているから、それに沿って治療薬を選べば、必ず治せるものだと信じて疑わなくなってしまう。

医師免許を取得したあとは、研修病院で診断治療の手ほどきを数年経験するが、ここでもほとんど東洋医学に接する機会はない。だから、日本の医師にとって、漢方薬を使ってみようと考えるまでには、ある程度の年月と、その間の様々な偶然の出会いの重なりが必要である。

このところ、医師を対象にした漢方薬の講演を時々頼まれる。その際に、「どうしたら漢方薬を使いこなせるのか。たくさんの生薬の構成をみていると、これを組み合わせるとどうなるか、考えれば考えるほどわからなくなり、思い切って使えない」という意見が必ず出てくる。

現代の西洋医学を身につけた日本の医師は、治療薬を考える時には、必ず「この症状にはこの作用のこの薬物」と一対に考えられる薬を探す。複数を組み合わせて総合的に作用させる考え方には、不慣れである。だから、「この症状にはこれ」という直線的で単純な使い方はできるが、患者のからだ全体をみながら治療の方向を考えるのは、非常に苦手である。

そして、すべてが明らかになれば理解できると信じていると、ほんの少しでもわからない部分があれば、そこから先に思考が及ばなくなる。わからない部分はとりあえず棚上げして、必要なことを処理しながら先に進み、不都合が起こらなければ「よし」としておく。そうしているうちにわかればいいし、わからなくても無事なら、結果から類推して原因を考えるもよし、とにかく、あまりこだわらずに保留しておく、そういう、よくいえば柔軟、悪くいえばルーズでアバウトな思考方法が下手になっているようである。

だから、漢方薬を治療に取り入れようとして、たしかによく効く薬に出会っても、「なぜ効いたのか、この生薬はどう作用するのか」等々悩みはじめると、なかなか先へ進まなくなるのだろう。

「すべて理解できないと進めない」という考えは、「マニュアルがないとどう対処していいか、わからない」という現代の人々の行動の欠陥と共通点があるのだろうと思う。

電話の構造を何も知らないでも、平気で使っている。パソコンを使えるかどうか、インターネットを利用しているかどうかも、構造や原理を理解できるかどうかとは、別の問題である。好きなら考えればいい。知らないでも使える。子どもが使えるのは、単純に道具と考えるからである。尊敬する必要はない。

漢方薬の生薬の組み合わせ、使い方は、遠い昔々の医師たちが、たくさんの実験を繰り返し、尊い犠牲者の屍の山を築いた結果、作り上げてきたものである。その過程全部を理解できなければ、漢方薬を使えないわけではない。

我々は、西洋薬の歴史や精製の技術などの細かいことをほとんど知らないで（あるいは忘れてしまっていて）、平気で毎日、西洋薬を処方している。ほとんど疑う気がないせいで、無意識で無批判に使っている。こういうことを、矛盾とも何とも感じていない。

おおむね信用しているかどうかのちがいだろうし、長い期間、漢方薬を他の民間薬と混同して、十把一からげに「怪しいもの」と感じてきた意識の差なのだろう。

だから、この際、患者の困っている状態を解決するために、なんとか少しでも良くしようと、四苦八苦しながら、漢方薬も使ってみようかと考えればいいのだと思う。たしかに、「この病気にはこの漢方薬」というマニュアルが全くないから、はじめは本当にチンプンカンプンで、本を読んでみても「これは本当なのか」と眉にツバをつけたくなったりして、なかなか確信を持てないかもしれない。ゆっくり上達していけばいい。

そんな風に感じているので、三十代、四十代の医師から、熱心な質問を受けると、漢方薬を使おうと考える医師が確実に増えていることを実感して、本当に心強い。

いろいろな漢方薬を使い慣れていくには、やはり経験の積み重ねが第一だと思う。「習うより慣れよ」であり、患者から学んでいくしかない。

とはいっても、簡単な「経験」ではなく、薬が効いたか効かなかったかを、厳密に確かめる繰り返しが必要である。西洋薬を使っていると、ろくに効かなくても効果を確かめないで治療を続けてしまう習慣が、医者にも患者にも定着している。極端な表現をすれば、西洋薬は、きちんと効果のわかる薬の方が少ないために、「人間には自然治癒力が備わっているから、治る時には治る。個々の薬はとりあえず出しているだけ」と考えている医者が大多数とはいわないけれど、とても多い。だから、効いたかどうか患者に確かめることなど、はじめから念頭にないのである。

効果を確かめるには、患者が「効かない」と平気でいえる関係が、医者との間に築かれていなければならない。医者が「ちゃんと効いたかどうか」をしつこく確かめなければ、患者は「効かなかった」とは決していわないものである。患者の立場は本当に弱い。なってみなければ、わからないものである。

「効かない」といわれたら、医者たるものプロなのだから、「そんなはずはない」などと考えずに、効く薬を探す努力をすればよい。それが経験になる。それでも効く薬がみつからなかったら、「医師としての腕が悪い」と思えばいい。腕が悪くても一生懸命考える医者に対して、患者さんは意外にも感謝してくれる。有り難い商売であるとよく思う。

そんな風にして、西洋薬も漢方薬も使える医者になっていけばいいのだと思う。

患者さんの望み

「ちゃんと話を聞いてくれて、漢方薬も使ってくれるお医者さんが近くにあれば、私だってこんな遠くまで来たくはありません。今まで何軒もまわって探しました。漢方薬専門のところにも行ってました。でも、話をきちんと聞いてもらえないのはいやなのです」

最近来院した若い患者さんから、こういわれた。東京の世田谷区から来た、治療歴の長いアトピー性皮膚炎の患者である。

東京の世田谷区といえば、大学病院をはじめ、名だたる病院は近くにいくらでもある。漢方薬専門の有名なところもたくさんある。どこにでも行けるはずである。

私は内科・小児科であり、漢方医とはどこにも名乗っていないから、遠くから漢方薬の治療のために、完全に専門外の皮膚科の難しい患者が来たりすると、内心穏やかでない。東京を中心に漢方専門を看板にしたところはたくさんあるから、「そっちに行ってもらいたい」といつも思う。

漢方薬の治療を希望して来院する患者さんの半分くらいは、専門外の皮膚科や精神科の難しい人達なので、余計にそう思う。そんなことがあるので、この若い患者さんについぐちりたくなり、ブツブツいってしまったら、少し言い澱んだ末に、彼女がキッパリした口調でいった言葉である。

彼女のいい分は、こうである。

「今までにかかった数軒の皮膚科、アレルギー科では、どこもあまり変わらない抗アレルギー剤やビタミン剤の内服と、副腎皮質ホルモンの入った軟膏をチューブのまま何本も出すところばかり。漢方薬の治療も試したいと思ったが、漢方薬専門のところは軟膏はよくわからないという。本当は漢方薬や軟膏治療を一緒にしてほしいと思うが、そういったら、皮膚科でも漢方薬専門医でもいやな顔をされた。漢方薬を含めて、治療内容をいろいろ相談したい。それが近くでできれば、本当にいいのに」

患者さんがどういう医療を望むか、ある程度わかっているつもりだったが、彼女の表現は苦労している分だけ的確で、私の完敗であると思ったので、ここにそのまま載せることにした。

患者さんが望んでいるのは、「これは絶対に良い」というこり固まった信念による医療ではなく、柔軟に患者の気持に寄り添って、その時々に最良と思われる方法を相談しながら選べることなのではないか。そして、なるべくなら治りにくい時には、漢方薬も縦横に駆使できることが望ましい。

「漢方薬の本を書くのはこりた」といいながら、またぞろ三冊目を書こうという心境の変化は、このあたりにある。たくさんの医師が、まじめに漢方薬に取り組んで、使いこなせるようになってくれるといい。なるべく近くに、相談しやすく、西洋薬も漢方薬も使ってうまく治せる医師がいるといい。こう思うようになり、書き始めた。

漢方薬を使うのは難しくても、自分のみている患者さんがなかなかよくならなくて困ったら、「漢方薬で何かないか」と真剣に考えて、使っているうちに上達していく。患者さんのことを親身に考えることと、漢方薬を使うこととが一緒に進行すればいい。

私はきっと、漢方専門医にはならないだろうと思う。患者さんとしゃべるのが好きだし、泣いたり笑ったりしながら仕事をしていると、しみじみ幸せと思う。どの年齢も、何でもかんでも、わかることなら相談にのる「なんでもない科」が私は好きである。不景気で殺伐とした話題ばかりの日本で、休み休みダラけて仕事をしていられる得がたい職業なので、これからも細々と長く、楽しく仕事を続けたいと思う。

そんなこんなで、この三冊目は前にも述べたが、ゆっくりしゃべることと漢方薬の治療をミックスした精神科寄りの話を中心にした。その関係で、登場人物の病歴にかなりくわしく触れることになった。

だれのことを書いたのか、わからないように職業や名前などは変えてある。どうか詮索しないでほしい。みんな私の愛する患者さんたちなのだから。悪意をもって書いたつもりはないが、もしそう読めたら、私の書き方がつたないせいである。書き方の力不足はどうか勘弁してもらいたいと勝手に思っている。

II

私って、「根性なし」？

柴胡桂枝乾姜湯の効く人たち

「これって何の薬ですか？」

漢方薬についての質問で、返答に窮してしまうものがよくあるが、柴胡桂枝乾姜湯《サイコケイシカンキョウトウ》に対してはとくに困ってしまう。我がクリニックで二番目によく使われている漢方薬なのに、「何の薬か」患者さんがわかるように説明するのはとても難しい。

漢方薬以外のたいていの薬は、作用が単純ではっきりしている。それが個々人のからだの中で理論通り働くかどうかは別として、「ここにこう作用する」と明記してあり、それによって「タンを溶かす……タンをきる」「気管支を拡げる……喘鳴を止める」「細菌を殺す……化膿止め」「痛みを和らげる……痛み止め」などの効果があると説明される。だから、単純な表現で薬の性格を説明することが可能である。医師の側も「ぜいぜいタンがからみ、胸を痛がっている」状態なら、前述の四種類の効果のある薬の中から、一つずつ選んで組み合わせれば処方は完成する。「何の薬か」の説明は、薬に付いている効能書き通りにすれば、間違いはない。

こんな薬の使い方に医師も患者さんも慣れているので、この思考方法からはずれた薬の使い方を考えるのはみんな苦手である。漢方薬はからだ全体の状態を視野に入れ、からだをどう変えるかの視点で薬を考えるため、一般の薬よりずっと守備範囲が広い。したがって、漢方薬の場合には、一般の薬と同じような直接的な「どこに効く薬」という説明にはならず、いつも四苦八苦してしまう。

さて、柴胡桂枝乾姜湯の添付されている能書をみると、製薬メーカーによって多少の違いが

あり、簡単な書き方のものでは、

「体力が弱く、冷え症、貧血気味で、動悸、息切れがあり、神経過敏のものの次の諸症。更年期障害、血の道症、神経症、不眠症」

細かく書いてあるメーカーのものでは、

「衰弱して血色悪く、微熱、頭汗、盗汗、胸内苦悶、疲労倦怠感、食欲不振などがあり、胸部あるいは臍部周辺に動悸を自覚し、神経衰弱気味で、不眠、軟便の傾向があって、尿量減少し、口内が乾いて空咳などがあるもの。感冒、心臓衰弱、胸部疾患、肝臓病などの消耗性疾患の体力増強、貧血症、神経衰弱、不眠症、更年期神経症」

とある。同じ薬であってもずい分ちがっている。前のメーカーの表現は、神経症っぽい感じがあり、後の長い方はからだ全体あちこちのことが難かしげに並んでいる。それにしても、両方ともいくら読んでも、どういう状態なのか、さっぱりイメージが浮かんでこないのは、困ったことである。

カゼ、心臓、胸部、肝臓、貧血、神経症までならんでいると、「からだで効かない所は一体どこなの？」と聞きたくもなりそうである。

「使い方がわかると、非常に有用で役の立つ有り難い薬効がある。漢方薬らしい漢方薬ともいえる」

漢方薬をかじり始めた頃に読んだ本の中で、柴胡桂枝乾姜湯のことがこう解説してあった。その頃はまだ、「柴胡」の入った薬の使い方が実感としてつかめないでいたので、

「こういうえらい先生がいうのだから、役に立つ薬なのだろう。そのうち使えるようになれるといいなあ」

と感じたのをよく覚えている。

その後、たくさんの患者さんをみながら、柴胡桂枝乾姜湯をいろいろな角度から考えて使ってみて、劇的な手応えがあった時の感触を大切に積み重ねてきた。この十年くらいで問診や腹診の段階でだいたい柴胡桂枝乾姜湯が効きそうかどうか見当がつくようになり、そうなって効能書きを読むと、少しわかるような気がする。もう少しわかりやすく説明すると、こんなふうになるのだろうか。

「もともとあまり体力のない人や、長期間疲労がたまる状況の続いていた人が、だるくなったり、微熱が続いたり、カゼが治らなくなったり、眠れなくなったりしている状態に使う。薬はからだの自然治癒力を少しずつ助けるように働く」

これで、使ってみて具体的な手応えをつかめばいい。

実際には、この状態にあるかどうか見極めて使うと、合っていれば柴胡桂枝乾姜湯はとてもよく効く。患者さんの困っている自覚症状は、弱っているからだの発する信号なので、人により様々である。表面的には、不眠、倦怠感、微熱などが代表であるが、いろいろな検査をして

も、たいていは全く異常が見つからない場合が多い。異常がなければ、本人がなんと言おうと問題にされないから、現在の医学的常識から「どこも異常がないのに気にしすぎる」「不定愁訴が多すぎる」と神経症扱いをされてしまうことがよくある。患者さんもそう言われ続けると、「自分の病気は気の病いか」と思い込んでしまったりするようである。人間のからだは、全体が関連しあっているため、長く調子の悪い状態が続くと、結果として疲れてイライラしたり、眠れなくなったりする。本当は、決して原因ではないのだが、「気の病い」扱いされがちである。

私のクリニックで柴胡桂枝乾姜湯の使われている頻度が高いのは、どちらかというと女性が多いことと、治らなくてあちこち回ったあげくにやってきた患者さんが多いからだろうと思う。「自律神経失調症」といわれていた人や、難病でずっと大変な思いをしてきている人などに使って、体調がよくなってとても喜ばれることがよくある。

このあと登場する人にしても、自分が医師であっても「不定愁訴のかたまり、精神科に相談したいが」と考えていたし、看護師なのに「具合が悪くても、根性がないと思われたくないから頑張ってきた」と考えている。

日本人は「根性論」が好きなようで、疲れた顔をすると「根性がない」と言われ、検査に異常がなければ「気の毒だ、うつ病だ」と言われたりする。

柴胡桂枝乾姜湯の効く人に「根性のない」タイプの人もいるかもしれない。しかし、根性があっても、からだがいうことをきかず、疲れ果てればイライラもするし、眠れなくもなるし、機嫌が悪くもなる。こういう「疲れた」タイプに柴胡桂枝乾姜湯がよく効いた例を紹介してみようと思う。

ケース① 体力気力に不足あり

中島昭男さん（40歳）・保健所勤務

中島さんは四十歳で、保健所に勤めています。

「体調がよくない。普通に仕事をしたい」というのが、中島さんが最初に言われた願いでした。中島さんは背が一八〇センチ近くあり、ヒョロッとしています。スラリと背が高いという印象がないのは、すこし猫背気味で視線を落として歩くせいのようです。青白い顔色をしていて、話す表情も生気がありません。

中島さんは今まで特別に大きな病気をしたわけではありませんが、この十年ほど体調がすぐれないまま過ごしてきました。結婚して子ども二人が生まれたあと、なんとなく子どもの相手をするのも億劫なほど、疲れるようになっていました。お酒に弱くはなかったのですが、アルコールをのむとすぐに下痢をするようになり、乾杯のビール一杯でも翌日は下痢をします。子どもがカゼをひくとすぐにうつり、微熱が続いてだるかったり、咳がいつまでも治らなかったりします。一年中カゼをひいているような状態で、よく眠っても朝だるくて起きたくない気分です。数年前までは数軒の病院にかかったのですが、そのたびに検査の異常はなく、「自律神経失調症」と診断されて「あまり気にしないように」といわれるばかりで、調子は全然よくならないままなので、病院にかかるのはやめました。毎年一回、職場で健診がありますが、何も異常は出ません。薬局で勧められて補中益気湯《ホチュウエッキトウ》をのみましたが、三カ月続けても何も変化はありませんでした。

　私のところを受診する気になったのは、親類の叔母さんに勧められたからでした。「保健所に勤めているのに具合が悪いのでは、みっともない」と常々心配してくれていたのですが、友人の「自律神経失調症」が漢方薬でとてもよくなったのを見て、「もしかしたら」と紹介されたのでした。

　中島さんの話はよく整理されて筋道が通っており、わかりやすいものでした。不眠の訴えもなく、淡々としてあまり表情も変えません。

　おなかを触ってみると、脂肪はうすく、腹筋は張っていません。全体にうすべったい印象ですが、みぞおちのあたりを触るとヒヤッと冷たく感じます。動脈の拍動はごく小さいものを触れるだけでした。

直前にあった職場の健診の結果をみても、異常は見当たりませんし、血圧は低めで、要するに「異常はないけど、体力気力に不足あり」という状態です。

おなかを触ったかんじで、まず人参湯《ニンジントウ》を処方してみました。みぞおちが冷たいのと、全体に力がない印象がしたからです。人参湯は下痢をしやすくて力のない人に使います。人参湯の効く人の話は、「全編これ力なし」という印象を受けるのですが、中島さんの話からも、おなかの感じからも人参湯だろうと思ったのです。

二週間後の話では、「人参湯はダメ」でした。十日間くらいは何の変化もなく、効いたか効かないかわからない状態だったそうですが、その後は人参湯をのむと、内臓が熱っぽくなり、手足が逆に冷たくなったそうです。

のまない方がむしろ良いような反応なので、人参湯は効かないと考え、小建中湯《ショウケンチュウトウ》に処方を変更しました。中島さんは漢方薬についていろいろ本を調べてきて、「小建中湯をのんでみたい」と希望したからです。

本などで漢方薬をよく調べてきて「この薬をのみたい」と希望する患者さんはけっこうたくさんいます。とても合いそうにないものには、なぜ合わないかの意見を言いますが、少しでも可能性がありそうなものは、まず先にそれを処方しています。時々それが「大当たり」だったりします。私としてはあまり賛成できなかったものが「著効」の時には、大いに反省し、大いに感激します。意外な薬が効く場合には、貴重な体験になりますから、患者さんの要望は聞いて損なことは全然ありません。

中島さんの場合は、小建中湯はダメでした。小建中湯の効く人は、腹筋が張っている場合が多いので、腹証が合っていないから効かないのは当然ということなのでしょう。

小建中湯の次には、柴胡桂枝乾姜湯《サイコケイシカンキョウトウ》を出してみました。

「これは以前にのんで効かなかった薬です」

柴胡桂枝乾姜湯と言う名前を見て中島さんがいうので、よく聞いてみると、以前に一カ月ほど柴胡桂枝湯《サイコケイシトウ》をのんで効かなかったのだということがわかりました。「柴胡桂枝」まで同じなら、普通は同じ薬と考えてしまうのでしょう。

柴胡桂枝乾姜湯に変更したら、なかなかいいようでした。二週間のんでみたあとの感想は上々でした。

「背中に張っているベニヤ板が、すこしゆるんだような感じがします。食欲が出てきて、この二週間で一キロ増えました」

柴胡桂枝乾姜湯のよく効く人には、体力を補う目的で十全大補湯《ジュウゼンダイホトウ》を一緒にのむと、驚くほど楽になる人がいます。中島さんにも、柴胡桂枝乾姜湯に十全大補湯を加えてのんでみてもらいました。

十全大補湯を加えても、全然変わりはありませんでした。

「よくも悪くもない。何も変わらない」とのことでしたので、柴胡桂枝乾姜湯だけをしばらくのんでもらうことにしました。

「万年カゼがぬけてきた感じがします」

柴胡桂枝乾姜湯をのみはじめて、二カ月ほどたった時の感想でした。春になって氷が溶ける感じなのだそうです。

柴胡桂枝乾姜湯をのみはじめて四カ月後には、夏の猛暑がやってきました。例年の夏は「死んだつもり」で仕事場と家の往復だけに徹しています。残業をすると翌日は休むので、職場でもあてにされていませんでしたが、今年は仕事中にバテなくなり、下痢をする回数が十日に一回くらいで、ずっと減りました。それでも、夏バテ、下痢に何か効く薬はないかと中島さんが食いさがるので、清暑益気湯《セイショエッキトウ》や啓脾湯《ケイヒトウ》を使ってみましたが、全然反応はありません。中島さんは柴胡桂枝乾姜湯にしか反応しないのです。


「このごろ爪が固くなってきました。以前はうすくてフニャッとしていたのですが、爪を切る時に抵抗ができてきました。この夏は『飲み会』に誘われて、ビールを一杯だけのみました。前日よく眠って満を持して行きましたが、下痢しませんでした。疲れると下痢するという関係がはっきりしてきましたので、下痢をしたら無理せずよく眠るようにしています。ある程度普通の仕事は大丈夫というくらいによくなっています」

柴胡桂枝乾姜湯をのみはじめて六カ月ほどたった頃の、中島さんの感想です。体調がよくなったからか、慣れたからか、話をしていると目がよく動き、表情が明るくなったように感じます。

その後は一年間くらい、柴胡桂枝乾姜湯を一日三回きっちりのんでいました。本人にしかわからない変化というのは面白いもので、聞かされると驚いてしまいます。一年半たった時の感想は、

「背中から腰にかけてのずっしりした重みがなくなりました。大きなカゼをひかなくなりましたし、土、日の休日に子どもを遊びに連れて行けるようになり、家族の評判がよくなりました。スギ花粉症がとても軽くすみましたが、気がついたら匂いがするようになっていました。通常の仕事ではバテなくなりましたので、時々飲み会に誘われます。『自律神経失調症じゃあなかったんだね』と言われました」

中島さんは柴胡桂枝乾姜湯をのみはじめて三年目に入り、このごろは一日に一、二回にのむ量が減っています。まだ若いので、そのうちほとんど要らなくなるのではないかと思います。でも、十年間調子が悪かったのですから、復調にまる二年以上かかるのは当然かもしれません。

ケース②

検査で異常はでないのに

滝田智子さん（54歳）・看護師

滝田さんが来院した時は、からだのあちこち悪いところだらけで、更年期以来とくに症状がひどくなり、十五年間続けた職場を辞めようと決心した直後でした。滝田さんは公立病院の看護師で、現在は外来勤務で夜勤はありません。主な症状をあげたくても、あげ切れないくらい全身病気だらけでした。

まず、血圧が高いのですが、降圧剤でコントロールできません。のむと胃が痛むもの、動悸が激しくなるもの、血圧が下がりすぎてダラッとしてしまうもの、頭痛になるもの、咳が止まらなくなるもの、という調子で、降圧剤をのむとすぐに副作用ばかり出て、のみ続けられません。

五年前に椎間板ヘルニアで二カ月ほど入院しましたが、今も腰から足元まで冷え、左下肢はとくにビリビリしびれます。

十年くらい前から、ねつきが悪くなり、眠りが浅く夢ばかり見ます。特別な悩みはないのに、帰宅して慌ただしく家事をこなし、疲れ果てていても眠れません。ちょっとふだんとちがうことがあれば、ずっと眠れないまま朝になってしまいます。軽い眠剤を時々のむと眠れますが、

「のむとくせになるのではないか」「眠剤、精神安定剤はのみ続けると早くボケるのではないか」と心配なので、極力がまんして使いません。

食欲がなく、いつも下痢をしています。椎間板ヘルニアで入院した時にのんだ薬で、血便が出たことがあり、大腸の検査をして、潰瘍性大腸炎と診断されました。いろいろな薬を使っても、一向に治りません。

滝田さんは自分の勤務している病院で治療しているわけではなく、自宅の近くの病院の循環器科、消化器科、整形外科にかかっています。自分の病院にかかれば、少しは便宜を計ってもらえますが、検査データなどが筒抜けでプライバシーが守られない感じがするのと、なかなか好転しない病状に対して、医者から露骨にいやな顔をされたり、「看護婦なのにノイローゼじゃあ、しょうがない」といわれ、苦痛の訴えようがなくなっていたからです。といっても、現在の治療がうまくいっているわけではなく、あちこちガタガタのまま働き続け、本当にいやになって退職しようと決心したところだったのです。

滝田さんは検査で異常が出たことは全然ないようです。定期的な職場の健康診断や、他の病院での検査でも、この数年全然問題はありませんでした。十年前に子宮筋腫の手術を受けたために、その時から生理はなく、いつが閉経なのかわかりませんが、更年期っぽい症状はたくさんあるようです。時々パーッとのぼせてからだが熱くなり、頭痛がしてイライラするという症状は、かなり長く続いています。

おなかを触ってみると、全体に柔らかいだけで、痛いところや、動脈の拍動は触れません。おへその下に子宮筋腫の時の手術のあとがあります。

滝田さんは話を聞いてみても、あまり神経質そうな感じはしません。きちんとお化粧をして、すっきりした体型なので、とても若く見えます。「眠れない、痛い、血圧がさがらない、食欲がない」という話を、職業柄かニコニコ笑顔で話します。うつっぽいとは思えません。

滝田さんには、柴胡桂枝乾姜湯《サイコケイシカンキョウトウ》と五積散《ゴシャクサン》を処方しました。経過が長くて疲れ果て、自力で回復できなくなっているのだろうと考えて柴胡桂枝乾姜湯を出し、更年期の症状で時々のぼせてイライラするという症状に五積散を出したのです。今までに使っていた降圧剤、眠剤、消化剤などは、様子をみながら続けることにしました。たくさんの問題な症状があったのですが、「絶不調」の表現がピッタリで、からだを立て直すのが先決だと考えました。

「あと一カ月で仕事はやめます。もう続きません」

と滝田さんはさかんに繰り返します。

「調子が悪いまま辞めて、収入がないのに寝込むなんて損な辞め方はダメ。どうせここまで調子悪いなら、すこしは良くなるメドがついてから辞めて、ゆっくり楽しく休めばいい。このタイプは具合が悪くても仕事場では元気そうにしていて迷惑をかけないし、辞めるのはいつでも自由なんだから、もう少し我慢して続けた方が得でしょ」

というのが私の説得のしかたでした。

滝田さんの経過はその後とても順調です。本当に劇的に効いて、ウソのように良くなってしまいました。柴胡桂枝乾姜湯のおかげでしょうか、すぐによく眠れるようになり、血圧が安定しました。それまでは降圧剤でカルシウム拮抗剤という種類のもののかなり多い量をのんでも、血圧の上は一七〇、下は一〇〇くらいが普通で、頭がボーッとして手足がだるくなった時に計ると、上が一二〇、下が九〇くらいに下がっていました。降圧剤を減らすと血圧は上がりっ放しになり、のめば上がったり下がったりが激しいので、困り果てていたのです。

降圧剤は柴胡桂枝乾姜湯をのむようになってからは、カルシウム拮抗剤の今までの量の八分の一で済み、血圧を計りながら一日に一回のんでいますが、上が一三〇以下、下が八〇くらいに落ち着いています。

「五積散はのぼせのためにいただいたのですが、のんでみたら腰の痛みにとてもよく効くのです。仕事中に『よっこらしょ』とかけ声をかけていたのが、荷物を持ち上げたり、椅子に座ったりする時に、かけ声が出なくなりました。手足の冷えはとてもよくなりましたし、何よりヘルニアのあとの腰痛がとてもよくなって、働くのがずい分楽です。たしかにもっと良くなってから辞める方が得だと思えるようになりました」

柴胡桂枝乾姜湯と五積散を四週間続けてみて、漢方薬が効くことが実感できると、他の症状のあれやこれやの要求が出てきました。そういう点は、看護師も一般の人も変わりません。滝田さんは、消化器症状も大変なのだと言います。

食欲がない、いつも下痢気味、おなかが痛い、ゴロゴロいうなど、要するに「おなかの不調」です。体重は今まで五〇キロを越えたことがありません。すっきりした体型というより、細っぽいのです。

おなかの手術をしている病歴から大建中湯《ダイケンチュウトウ》、下痢が続き疲れやすいことから人参湯《ニンジントウ》を加えてみようと思いました。柴胡桂枝乾姜湯の効く人には、人参湯がよく効く場合がけっこう多いからです。でも、柴胡桂枝乾姜湯、五積散、人参湯、大建中湯というふうに、漢方薬を四袋も一度に飲ませるのは、どうも気がひけます。

「私は粉薬をのむのは平気です。今までの二種類は一度にのんでいました。四袋を適当にのんではいけませんか？」

滝田さんは平気な顔で言います。

漢方薬がよく効く場合、患者さんはたくさんいっぺんにのんでしまいたがります。でも、たいていの場合には、よく検討すると減らせる薬が見つかるものです。規定量通りのまなくても大丈夫になって、解決されている症状がかなりあるからです。薬が効いてきて、よくなると減らせるのは、漢方薬の面白いところです。

滝田さんの場合には、五積散を四週間のんで、痛みはずっと楽になっていました。のぼせは減っていましたし、イライラは軽い精神安定剤をその時にのめば、おさまるようになっていました。そこで、五積散は痛みを目安にして、必要ならのむ方向に変え、柴胡桂枝乾姜湯と人参湯を重点にして、夜だけ大建中湯をのんで、おなかを温めて寝ることにしました。

このやり方で、滝田さんの問題はほぼ解決しました。時々カゼをひいたり、口内炎ができたりした時には、麻黄附子細辛湯《マオウブシサイシントウ》がよく効きましたし、以前よりずっと調子よく働ける状態になりました。ごく少量の降圧剤で血圧も安定しましたから、いうことはありません。

五十代の看護婦で公立病院勤務十五年で、師長の経験がないのは少し不思議だったので、何か事情があるのかと聞いてみたら、滝田さんは意外なことを言い出しました。

「結婚して二人生まれましたが、上の子が筋ジストロフィーでした。二人を育てながら働いていましたが、無理になって退職して、その後はずっと息子の看病をしていました。その子を亡くして気持ちの整理がついてから、また働き始めましたが、長いブランクでしたから、みんなに負けまい、迷惑をかけるまいと疲れても休まないで働いてきました。夫は公務員でとてもよく助けてくれていますが、この一年くらいはよく喧嘩になります。『あんたは働きすぎる。他人に尽くしすぎる。すこしは家族にもいい顔をしてくれ』って言われます。でも、看護師なんだからと無理して働いていると、家に帰るとドッと疲れが出て、家族に当たってしまいます。わかっていても、『このくらいいいでしょ』と思っちゃうんです」

滝田さんはその後、二十五年間の厚生年金受給資格ができるまで、一年半病院を辞めずに働きました。ときどき家族のために休みを取ったりしながら、二十五年になったところで退職しました。退職して三カ月たった時の話は、なかなか興味深いものでした。

「仕事を辞めたら気が抜けてダメになるんじゃないかと、本気で心配していたんですが、それどころではなかったんです。ずっと長い間会えなかった友達に順番につきあおうと計画していたのに、出て行くと十日間はのびてしまいます。朝は夫と息子を送り出すと眠くなって、横になるとそのまま昼すぎまで眠ってしまい、お昼を食べるとまた眠くなって寝て、結局何もしないで一日寝てしまいます。夜は夜でやっぱり眠っていました。よくこんなに眠れると思うくらい眠って、少しマシになったのがつい最近でした。二カ月以上寝てばかりいたのですが、さすがに薬がスッカラカンに底をつきましたので、今日は出てきました」

薬は寝てばかりいた関係で、一日一回のむ程度だったようです。それでも滝田さんは割にすっきりした顔をしていました。

その後は、あまり眠らないでも体力がもつようになったそうですが、柴胡桂枝乾姜湯と人参湯を一日一回、五積散と大建中湯は適宜というペースですごしています。血圧はほんのちょっとの降圧剤はやはり必要ですが、安定しています。

退職後一年たった最近では、定職にはついていませんが、息子さんの介護と看護師の経験を生かして、地域の老人の介護のための様々な問題に関わりだしています。柴胡桂枝乾姜湯にしても、人参湯にしても、そういう弱い人向けの薬が効くということは、弱い人のはずなのに、妙にエネルギーがあって、だから疲れ果てるのかなあと、滝田さんを見ていると感じます。

ケース③ 不定愁訴がいっぱい

野田由紀さん（36歳）・医師

野田さんと知りあったのは、手紙がきっかけでした。ふだんは患者さんからの手紙の相談に返事を出さないことにしているのですが、相手が同じ女性の医師であることもあり、簡単な返事を書きました。野田さんにしても、私が女性でなかったら、手紙を出さなかっただろうと思ったからです。

こまかい手紙を書くのはかなりエネルギーがいりますから、あとはファックスのやりとりにしました。医師としてのある程度の基礎的な知識があれば、ちょっとしたアドバイスだけで、からだのことは自力で解決できることがたくさんあるのです。

野田さんは医学部を卒業して十二年になります。同級生と結婚しましたが、二十七歳の時に卵巣のう腫の手術をし、その後お子さんは生まれていません。

野田さんは自分でも性格が男っぽいと思っていましたし、性別をあまり気にしない医学部の雰囲気の中で、「バリバリ手術をしたい」という子どもの頃からの憧れもあって、卒業後は整形外科の医局に入りました。

女性の医師の働き方は、個々人により様々ですが、野田さんの場合はかなり早い時期に「子どもを生めない」覚悟をしてしまったため、外科系の医師として当直をこなすために、かえって楽でいいくらいに考えていました。

医師同士の夫婦の場合、年齢があまりにはなれていなければ、実力がどんどん身につく卒業後十年くらいの間は、仕事中も、お互いの会話も、二十四時間医師としての話題ばかりで、それで十分楽しく役に立つものです。野田さんの場合も、妻は整形外科、夫は循環器外科という組み合わせで、二人とも仕事で飛び回り、病院に泊まりこんだりして、すれ違いが多くても、あまり支障はありませんでした。夫との連絡は携帯電話で、その日の予定をこまめに連絡し合い、一緒に食事をしたり、当直の夜は必ず十時半から電話でしゃべるなどを当たり前のこととして続けているそうです。仕事を続けている夫婦の姿も、現代ではずいぶん分ちがっているものなのだと、私などは妙に感心してしまいました。このあたりまでが、ファックスのやりとりでわかった野田さんの生活でした。

相談の最初の内容は、「不定愁訴がたくさんある。不眠が続き、『仮面うつ病』ではないかと心配している」ということでした。

自分で「仮面うつ病」というようでは、少なくとも気がついているのですから、「仮面」ではありません。問題は不定愁訴がたくさんあるのが、うつっぽいかどうかですが、医師の立場上、同じ病院では精神科に相談しにくいと野田さんは言います。自分で眠剤や抗うつ剤などを工夫して試してみたくても、回りの同僚は男性ばかりで、ソファでゴロッと横になるとすぐ眠ってしまうような猛者ばかりが目につきます。精神安定剤について相談のできそうな人は一人も見当たりません。困っていたところで、私の本が目に入り、さほど遠くないので相談がてら会いに行きたいと思ったということでした。

野田さんの希望は、からだに合いそうな漢方薬を探してほしいということと、精神安定剤の使い方を教えてほしいということでした。そこで、一回、患者として来院してもらうことにしました。

野田さんは色白の小柄な人で、待合室に座っているととても医者には見えません。もっとも、医者の一般的なイメージがそもそも良くないので、普通にしていると回りは医者だとは思わないものです。白衣を着て威張った態度をしていれば、医者であるとわかるのでしょう。私なども、何もお化粧をしていませんから、普通よりも地味な中年のおばさんです。知らずに会えば、だれも医者だとは思いません。

野田さんの自覚症状はこの一年ほどでとくに強くなったそうです。眠れない、朝からぐったりした全身倦怠感、むくみ、頭痛、頭重、食後すぐ眠くなる、肩こり、腰痛、左の座骨神経痛、生理痛、便秘、カゼばかりひいて治らないなどで、たしかに「不定愁訴のかたまり」でした。腰痛、座骨神経痛は三年前に椎間板ヘルニアになった時以来ですが、その時は一カ月仕事を休んで自宅で安静にしていました。この休みの後、現在のような不定愁訴がたくさんあることを自覚したのだそうです。

定期的な検査や、不定愁訴、痛みに関連する検査は、ほとんど異常はなく、脊椎のレントゲン、MRI検査などでは、腰椎の椎間板ヘルニアがあることがわかっています。

診察してみると、血圧は低めで、おなかは全体に柔らかく、女性特有の肌をしています。おへその左側に動脈の拍動が軽く伝わっていく他、みぞおちを軽く叩くと、ボチャボチャと水が揺れるような音（振水音）がしました。膝から下は押すとへこむほどのむくみがあります。

基本的に使うものとして、野田さんには当帰芍薬散《トウキシャクヤクサン》を考えました。卵巣のう腫の手術をしたことがあり、おなかの感じ（腹証）や疲れやすい、頭痛、むくみやすいなどの自覚があるのがちょうどよく当たりそうだったからです。

もう一つは、半夏白朮天麻湯《ハンゲビャクジュツテンマトウ》を使ってみようと思いました。野田さんは椎間板ヘルニア以来、左下肢の痛みが続いています。外科手術のあとに、むくみが残って痛い場合に、半夏白朮天麻湯が効いた人をたくさん経験しています。『不思議に劇的、漢方薬』や『やっぱり劇的、漢方薬』でも紹介しましたが、乳ガンのあとのリンパ節切除によるむくみ、股関節手術などのあとに残る痛みなどに、半夏白朮天麻湯が効く時は、本当に信じられないほど劇的です。

半夏白朮天麻湯が効くかどうかは、こまかく質問してみるとよくわかります。「雨の日に重く痛む」「雨の日に調子が悪くなるのがよくわかる」と言いますし、下肢にむくみがある場合には「階段が大変。足が重くて持ち上がらない」などと、みんなが言います。こういう大変さは、本人はわかっていても、こちらから聞いてみないと答えが出て来ません。患者さんは遠慮している場合が多いのでしょう。

眠れなくなった経過は、仕事と関係があったようです。外科医の医者に手術があるのは当たり前ですが、整形外科の場合も、夜間の救急患者や緊急の手術がつきものです。交通事故は頻発していますから、大学病院や関連の病院での救急の当直は、昼間の勤務以外に順番にみんなであたるにしても、回数はかなり多くなります。

野田さんは卵巣のう腫の手術後も、男性と同様に救急の当直をしていました。ほとんど眠れないような当直の翌日も、昼間の仕事を続けるのが当たり前と思って働いているうちに、睡眠のリズムが崩れ、昼夜が逆転したようになって、夜は眠りにくくなってしまったということでした。精神安定剤を使うと簡単に眠れるのですが、その量が多いのかどうか、不眠の程度が重いのか軽いのか、医者とはいっても整形外科なので、判断がつきません。整形外科の医者たちの日常の会話から考えると、不定愁訴や精神安定剤を使うことに対して、かなり偏見が強い感じがして、同僚に相談したら何をいわれるかわからないし、夫も外科系で全然わからないし、困りながら野田さんは疲れがたまると精神安定剤をのんで眠るようにしていました。

精神安定剤の現物を見せてもらいましたが、比較的軽いものでした。でも、私のクリニックではその半量の錠剤を使っていましたから、半分でも効くのではないかと思いました。野田さんは、もともと多めの量から使い始めていたことになります。そのために、精神安定剤をのんで眠ると、翌日の午前中は頭が重く、全身がだるいようだといいます。半分に割ってのむことを勧めました。

「もともとだるくて午前中は調子が悪かったので、今日はだめだと思って気にとめていませんでした。薬が多くて残るなんて考えていなかったんです。そういうちょっとしたことを聞けなくて、困っていました。整形外科の医局では『そんなもののむの？』って言われちゃいそうです」

当帰芍薬散と半夏白朮天麻湯はとてもよく効きました。半夏白朮天麻湯をのみ初めて三日間ほどは、ふだんよりずっと尿量が多く、仕事中もトイレに行く回数が多くなり、それと同時にからだのだるさがとれて、座骨神経痛がずっと楽になったそうです。食後すぐ眠くなったり、肩がこったりするのもかなり楽になり、その間にあった生理も生理痛がふだんより軽く、「口もききたくない疲れた感じ」はしなかったとのことでした。

「以前はむくみに対して防已黄耆湯《ボウイオウギトウ》を試しにのんだことがありましたが、すこし水がとれたかんじだけで、痛みは変わりませんでした。頭痛に対しても呉茱萸湯《ゴシュユトウ》が効く時と全然効かない時があります。精神安定剤は半分の方がいいとことがわかりましたし、あとは疲れやすいのに対して何か使えませんか？　私は補中益気湯《ホチュウエッキトウ》をのんでみたいのですが」

野田さんが希望するので、補中益気湯を追加して処方してみました。でも、あまり悲観的な考え方をしないようなので、「効かないんじゃない？」という予想は述べておきました。医者に限らず、患者さんが「これは効くんじゃないか」と希望する時には試してみることにしています。お互いが納得すればいいだけなのですから。

面白いもので、補中益気湯は全く合いませんでした。のむと気分が落ち着かなくなってイライラし、体調が落ちるのが自分でもわかったそうです。おまけに、半夏白朮天麻湯の効きが悪くなり、むくみが戻り、座骨神経が痛みだしました。睡眠の状態も悪くなるようです。野田さんの報告で、補中益気湯は一週間ものまずにやめ、十全大補湯《ジュウゼンダイホトウ》に切り替えました。

十全大補湯を追加したのはとてもよかったようで、全体の調子が非常によくなり、「バッチリ」に近くなりました。三カ月ほど順調にいきましたから、これで「一件落着」かと思ったのですが、医療関係者につきものの話で、ちょうど流行しだしたインフルエンザに野田さんも完全につかまりました。

高熱が出て十日間ほど、漢方薬をやめていましたが、三十七度くらいの微熱がとれず、いつまでも咳が出るといって、野田さんが来院しました。

「血液検査やレントゲンは一応チェックしましたが、異常はありません。体調が悪いと確実に眠れなくなるのですね」

と野田さんは言います。

当帰芍薬散が効く人たちの病院が長びいたら、まず柴胡桂枝乾姜湯《サイコケイシカンキョウトウ》を使った方がいいと考え、咳が出るなら半夏厚朴湯《ハンゲコウボクトウ》を少し加えてみるように勧めました。漢方薬をのみだしてしばらくたちますし、おまけに医者なので、どれをどのくらいのむかは野田さんにまかせました。

結果は意外で、柴胡桂枝乾姜湯の規定量をのむと三日目で胃が痛くなったため、半分に減らしたら全体の症状もよくなり、楽になったとのことでした。半夏厚朴湯は一服で下痢をしたそうです。

「薬ってずい分いろいろな効き方をするものですね。気をつけながら使わなきゃと思うようになりました。このごろ、病棟のナースの相談を受けるようになって、子どもの薬の相談まであるんですよ。勉強しながら相談に乗っていますが、こういうことは仕事場で楽しい気分になれるってことがわかりました」

野田さんはその後はごく順調で、当帰芍薬散と半夏白朮天麻湯、十全大補湯を適宜のんですごしています。半夏白朮天麻湯はコンスタントに一日二回くらい、当帰芍薬散は生理の前の一、二週間、十全大補湯は疲れを感じた時にのみはじめ、楽になるとのむのをやめるという調子です。大きなカゼはひかなくなり、時々のどが痛くなると麻黄附子細辛湯《マオウブシサイシントウ》を一、二服のめば治ってしまいます。漢方薬は自分の病院でかなり手に入るようになりましたが、時々、時候の挨拶のように来院し、しゃべっていきます。たぶん、女性の医者が増えたとはいえ、まだまだ少数で、同性の年上の誰かに頼りたくなる気分になる時があるからなのでしょう。

ケース④ 「慢性疲労症候群」の副産物

中村祥子さん（40歳）・主婦

西洋薬によるふつうの治療も漢方薬による治療も両方できた方がいいと痛感するのは、中村さんのような経過の人をみた時です。柴胡剤をなんとか使えるようになってからは、長い難かしげな経過の患者さんをみても、どこを動かすとよくなるか大体の予想がつくようになり、劇的な効果でとてもよくなっても、「漢方薬が効いたから当たり前だ」と、私自身の感動は少なくなったように思います。でも、患者さんにとっては予想しないことなので、「今までの治療はなんだったのか」とよく言われます。

「何年間も無駄にして、高いお金を払い、おまけに医者にバカにされて、とてもくやしかった」と。

　こういう生の声が担当した医者に届けられて、PL法のように元の責任を問うことができるなら、それだけで患者さんの気分はすっきりするだろうと思います。医者と患者が対等に話し合えれば、少しは進歩するのではないかとも思うのですが、実際は人間は感情の動物なので、怒鳴り合いになってきっと収拾がつかなくなるでしょう。それに、現代の日本のマスメディアはろくでもない取り上げ方をして事実をねじ曲げ、患者の側にも医者の側にも、良い方向にむくとは思えませんし、妙案はなかなか浮かびません。

　さて、中村さんが来院した時は、かなり気の毒な状態でした。最初の発熱から三年近くたっていて、家事をするのがやっとでした。当時、慢性疲労症候群（CFS）という病名が、マスコミに取り上げられ始めた頃でしたが、話の内容はそっくりそれにあてはまりました。中村さんはその病気として扱われていたのではなく、「『微熱が続いてカゼが治らない』と患者が主張している」状態として、内科、耳鼻科の開業医、公立病院の内科などで露骨にいやな顔をされながら、結局はほとんど動けない状態になっていました。

　最初は三年ほど前の冬で、ちょうどインフルエンザが猛烈に流行していました。中村さんの家でも、小学生の息子二人が次つぎに高い熱を出し、学校を休みました。その直後に中村さん自身も高い熱を出し、のどが痛み、からだのふしぶしが痛みました。

子どもたち二人の時には、近所の内科に連れていったのですが、中村さん自身の発熱の際には、医者には行かず、家に置いてあった健康保険組合からもらった救急箱に入っていたカゼ薬をのんですませました。高熱で動くのがおっくうだったのと、「子どものインフルエンザがうつったのだから、なんとかなるだろう」と考えたからです。ふつうはこれで済んでしまう場合が多いのですが、中村さんの場合には、ずっと熱が下がり切らずに、からだのだるさも残ってしまいました。

その頃、中村さんの家族は夫と二人の男の子というごくふつうの構成でしたが、同じ横浜市内に夫婦両方の両親が住んでいました。中村さんの父親には糖尿病と高血圧があり、母親は腰と膝の骨に変形があって痛くて大変な状態でした。両親はふだんは二人で生活していましたが、何かあると中村さんが母親を助けに出かけていました。

夫の両親はそれまでは元気で、父親は銀行に勤めていましたが、年末に脳出血で倒れ、横浜市内の病院に入院したばかりで、中村さんは熱の出る前は毎日のように夫の実家や病院に手伝いに行っていました。

こんな事情があって、中村さんは「カゼくらいで寝てはいられない」という気分があり、発熱後一週間もすると、夫の実家に手伝いに行く忙しい生活に戻りました。

最初の一週間はインフルエンザのせいと思っていましたが、一旦平熱になったあと、ひどくだるい日が続きました。夫の実家から帰ってきて夕食の支度にかかろうとしても、だるくて熱っぽくて動けません。計ってみると三十七度五分くらいあり、「そのうち下がるだろう」と思って様子をみているうちに、一カ月たってしまいました。

一カ月たっても調子はよくならず、まだ三十七度から三十七度五分くらいの熱が毎日出ます。食欲はまあまあですが、とにかくからだから力が抜けるような倦怠感があるのです。さすがに中村さんも心配になって、近所の内科にかかりました。

「いくら忙しかったとはいっても、もっと早く来ればいいのに」

近所の内科の医者はあきれたように言いましたが、胸のレントゲンをとったり、血液検査をして、「よく休むように」と言いながら薬をくれました。検査はどこも異常はありませんでしたが、中村さんの調子は全然よくなりませんでした。薬を変更したり、再検査をしたりしましたが、三カ月たっても中村さんの調子は悪くなるばかりで、ラチがあきません。最初は同情した口ぶりだった内科の医者も、だんだんそっけなくなり、行きにくくなりました。

その後、中村さんは「のどが痛いのだから」と耳鼻科に通いました。近所の耳鼻科に三カ月通い、治らないので二駅先の駅前の耳鼻科にも三カ月通いました。

「これはのどの病気なんだから、すぐに治る。本当ははじめから耳鼻科に来ればよかったのに。安心しなさい」

耳鼻科は二軒ともはじめは丁寧だったのですが、中村さんの治りが悪く、いつまでも熱が下がらないのを見ているうちに、ほとんど口をきいてくれなくなり、結局、耳鼻科にも行きにくくなって通院するのをやめました。

その後は、すこし離れた県立病院の内科にかかりました。中村さんの近所では、病気が重そうになった時や、入院する時には、その病院に行っていたのです。

そこでも、ひとわたり全部の検査を受けましたが、異常は全然見つかりませんでした。毎日の微熱はかわらず、だるさは以前よりずっとひどくて、家事もままならなくなっていました。手伝いに行くどころか、小学生の息子たちに買い物や洗濯を頼み、炊事は休み休みするという状態になっていました。

「あなたの家の体温計が壊れてるんじゃあないの？　のどだって熱が出るほどの炎症はないし、この熱、ウソじゃないの？　ここで見てるから計ってみて」

診察の前に待合室で計ったばかりの体温なのに、内科の医師に言われてまた体温を計り直したこともありました。

結局、「検査で何も異常がないから、治療方法はない。薬はだせない」と言われ、中村さんは冷たくあしらわれるのがいやで、その県立病院に行くのをやめました。

こうなったら自力で治すしかないと中村さんが決心したころに、新聞で慢性疲労症候群の記事を読みました。自分の経過がぴったりあてはまることを感じると同時に、原因もわからず、まだ治療法が確立していない、漢方薬で効くものがあるということを知り、中村さんは漢方治療専門の診療所を探しました。

電話帳の広告で見つけた漢方薬専門の診療所は、健康保険を扱っていなかったため、処方された煎じ薬がとても高いのに中村さんは驚きました。それでも、ワラにもすがる思いで毎日煎じ薬をのみ、すこし良くなったように感じていました。すこしたつと、家の中のことがやっとできるくらいに回復しましたが、ちょっと動くと熱はぶり返します。健康保険がきかない治療は負担が多すぎて、六カ月で足が遠のきました。

その後一年ほどは、中村さんは家の中でゆっくり動いて家事をするくらいにして、半ば諦めていました。私のクリニックのことを聞いたのは、小学校の父母会の帰りでした。中村さんが具合が悪いというのを聞いて話しかけてきた人から、その人の姉が良くなったから、行ってみたらよいと紹介されました。漢方薬も健康保険で使えるということを、中村さんはこの時はじめて知りました。

そんな経過のあと来院したのですが、診察の前に書いてもらう問診用紙には、大まかな経過だけが書かれていました。詳細な経過、とくに医師に対する恨みつらみがビッシリかかれたレポート用紙三枚を中村さんが持ってきたのは、二回目の診察の時でした。

中村さんは中肉中背、色白で静かな印象の人でした。かなり緊張していて、私がなにか質問すると、答えがすぐに出てきません。おなかの診察をしながら話しかけると、起き上がって話そうとします。あとで恨みつらみのレポートをもらって納得しましたが、最初は「なんかすごく緊張している人だなあ」と思いました。

中村さんのおなかはかなり柔らかく、皮下脂肪が薄くて、外見よりずっと弱々しい感じでした。触って痛むところはありませんでしたが、おへその横で動脈の拍動がふれ、そのドキドキが「気分が悪い」ということでした。顎から首にかけて小豆大のリンパ節が数個ありましたが、痛みはありません。二カ月雨に受けた会社の家族健診の結果には異常がありませんし、薬を使いながら経過によって検査をすることにしました。

経過が長く、自力で戻らないこと、検査で問題がないこと、診察とおなかの感じから、柴胡桂枝乾姜湯《サイコケイシカンキョウトウ》をまず考えました。

「今までが長くてちょっと見当がつきませんので、柴胡桂枝乾姜湯をとりあえず出してみます。漢方薬は効くまで時間がかかるとよくいわれるようですが、効く時はすぐにわかるはずです。二週間で効かないようなら、他の薬を考えますから、効かない時は効かないと言ってください。漢方薬に副作用がないわけではありませんから、のんで変だったらやめて、二週間たっていなくても来てください」

初めて漢方薬を出す患者さんには、大体こんな風に説明しています。患者さんは遠慮してなかなか「効かない」と言わないのです。効いたかどうかをよく確かめないと、その人にたしかに効く漢方薬を探しだすのが、遅くなってしまいますから、しつこく念を押しています。

次に中村さんが来院した時には、ずい分顔つきが変わっていました。そして、前述したような長い経過と恨みつらみを書いて、持ってきました。

「三日くらいのんだら、とても楽になるのがわかりました。それでも信じられなかったのですが、たしかによく効くようです。気分がとても楽になって、今までのことをまとめて報告しようと思ったら、こんなに長くなってしまいました。前の先生の悪口みたいなことばかりで、不愉快かもしれません。いやでしたら持って帰ります。今までの先生とあまりにちがうので、全部お話ししようと思ったのです。今までは、病気は気のせいで神経質で、自分の神経で病気を作っていると言われていたんです」

漢方薬を治療に使えるようになってからの楽しみは、こんな時ですが、同時に、もっと早い時期に他の誰かが漢方薬を処方していたら済んだことなのにとも思います。少なくとも「仮病扱い」しなければいいのにとも思います。

結局、あっけない話で、中村さんは柴胡桂枝乾姜湯をのんで二カ月もするとすっかり体調が良くなり、そのあとは順調に回復しました。他の薬も試したのですが、柴胡桂枝乾姜湯だけで十分だったようです。

中村さんは調子がよくなると、また両親の実家に手伝いに行きはじめましたが、調子が悪かった三年間のおかげで、子どもたちが家の手伝いをする習慣がつき、これは「思わぬ良き副産物だった」と中村さんは話しています。

ケース⑤ 耳鳴り、めまいで満身創痍

金子晴江さん（63歳）・主婦

金子さんは不眠、頭痛、肩こりなど、全身不調だらけです。それまで耳鼻科、内科、精神科、整形外科、鍼・灸・マッサージなど、いろいろなところに通って治療していましたが、鍼治療の時の待合室で知り合った人に話を聞き、漢方薬の治療はできないものかと来院しました。

金子さんは大柄な人で、お化粧っけはありませんが、センスの良い服装をしていて、年齢よりずっと若く見えます。診察の際の受け答えはとても滑らかで、静かに微笑むと、山岡久乃をもう少し素人っぽく、あでやかにしたような感じがします。それでいて、話の内容はけっこう深刻です。

金子さんの現在の症状は、更年期のすこし後から始まりました。はじめは耳鳴りとめまいでした。ある日突然、右耳が異様な感じになり、人の声が妙にうるさく大きく感じられ、いろい

ろな音が頭に響くようになりました。今まで気にならなかった換気扇の音が耳を直撃し、ワンワンと振動を伝えます。ヘリコプターのプロペラの音、自動車のエンジン音、電線が風に唸る音などが、からだに共鳴するように響き、思考能力がなくなるほどからだ中を占領します。他の人が気にしない遠くの人の話し声まで大きく聞こえ、駅のホームや電車内でスピーカーから流される音は、割れ鐘のような爆裂音に聞こえます。

それと同時に、めまいが起こりました。朝おきぬけの一時間くらいは天井がぐるぐる回り、からだを動かすと吐き気がするほどでした。

耳鳴り、めまいについては耳鼻科にかかり、メニエル病、更年期障害といわれ、ビタミン剤、精神安定剤などが処方されましたが、なかなか治りませんでした。一年ほどたって、耳がワンワン響くかんじとめまいは少し軽くなりましたが、一日中右耳の中でジージーいう音が聞こえるようになり、耳が遠くなったようです。聴力検査では大きな変化は出ていないのですが、テレビの音を以前よりずっと大きくしないと聞こえませんし、電話は右耳で受けるとよく聞き取れません。

耳鳴り、めまいが一段落したあとは、ひどく疲れやすく、一年に何回も扁桃腺の炎症を繰り返すようになりました。何の前触れもなくのどが痛くなり、赤く腫れ上がります。放っておくと熱が出て、扁桃腺がウミを持った状態になります。おまけにねつきが悪くなり、眠りが浅く朝まで夢ばかり見たり、三時間も眠ると目が開いて全然眠れない状態になってしまいました。

それ以外にも、さほどのことをしていなくても、目が疲れて頭痛になったり、肩から背中にかけてこって、首が回らないようになったり、腰がギクッと痛くなったら次には右肩が痛くて腕が上にあがらなくなったり、満身創痍です。

からだ中の不調に加えて不眠が出てからは、近所の内科の開業医から精神科に紹介され、そこから眠剤をもらっていますが、様々な症状は一向によくなっていません。

最近は、階段を登ろうとすると、後に倒れてしまいそうな感じがしたり、ふつうに歩いている時も、前後左右に揺れているような感じがして、風が強い日には外出しないようにしていました。

金子さんの希望は「もう少ししっかり歩けるようになりたい」ということでした。肩こりや痛みについては整形外科、鍼・灸などでなんとかしのげるけれど、日常の生活がとても不自由だというのです。

「実は十歳年上の姉が、四年前に胃ガンの手術を受けました。独身でずっと一人暮らしでしたから、入院した時から病院に看病に通いました。退院してからも、近所ですので炊事や買い物のために、毎日通っていました。今は大体回復したのですが、大病のあとですので全部自力でというわけにはいきません。私がこんな具合ですと、姉がとても気にして気の毒なのです。姉は一人暮らしで大丈夫だといいますし、私も主人の手前、一緒には暮らせませんので、せめていろいろ姉の役に立ちたいのです。主人と姉と私の三人分の家事くらいちゃんとしたいと思うのです」

金子さんは直前に受けた検査結果を持ってきていました。貧血もなく、異常はありません。おなかを触ってみると、全体に皮下脂肪が少なく、柔らかくうすべったい感じです。痛みや動脈の拍動、振水音もありません。

更年期以後の女性に不定愁訴がたくさんあって不眠を訴えると、漢方薬を使う医者はまず最初に加味逍遙散《カミショウヨウサン》を考えるようです。「不眠を訴え、イライラと怒りっぽい場合に使うとよい」と、手引書などにもよく書いてあるのですが、私は加味逍遙散を最初に使うことはほとんどありません。

「イライラして怒りっぽいですか？」

と質問すれば、疲れている人はたいてい「はい」と答えます。加味逍遙散の効く人は、自分自身ではイライラしているとか、神経質であるとは思っていないようで、それでいて肩こりの訴え方など、とても執拗で「なんかイライラしてるなあ」と感じさせる人が多いように思います。

それとは反対に、金子さんの話し方は静かで、筋道が通っていてわかりやすく、納得のいくものでした。

今までの経過と診察した感じから、金子さんには、柴胡桂枝乾姜湯《サイコケイシカンキョウトウ》と十全大補湯《ジュウゼンダイホトウ》を出すことにしました。長い経過があって自力で治りにくくなっているのなら、柴胡桂枝乾姜湯が効くだろうと考えたことと、耳鳴りがあったり、聴力が落ちている人は、想像以上に体力を消耗していて、十全大補湯が効く人が多いので、金子さんも同様ではないかと考えたのです。

それまでにも、柴胡桂枝乾姜湯と十全大補湯とを組み合わせて使って、めまいや耳鳴りが軽くなった人を、私のクリニックではたくさん経験しています。治してしまうことはできなくても、ずっと楽になって生活しやすくなるようです。


柴胡桂枝乾姜湯と十全大補湯をのみはじめて、金子さんはとても眠りやすくなったそうです。眠剤は今までは毎日のんでも三時間しか眠れなかったのに、時々今までの半分をのむ程度で大体満足できる眠り方になりました。ふだんもイライラしなくなって、気分がずっと楽になったそうです。

「足がだるいのは何とかならないでしょうか？　足が重く痛い時は、腰も痛みます。今日のような曇って暗い日はとくにつらくて、雨の日はよほどでないと買い物にも出られません」

痛みは整形外科でなんとかしのげると言っていた金子さんですが、漢方薬が効くとなると、欲が出てきたようです。

雨の日がダメな人には、半夏白朮天麻湯《ハンゲビャクジュツテンマトウ》がよく効くことがありますので、それを処方してみましたが、これはハズレでした。そのまま、待つことにしました。

漢方薬をのみはじめて一カ月もした頃、のどが赤く腫れたといって金子さんが来院しました。

まだ熱は出ていませんが、のどの奥や扁桃腺のあたりが真っ赤に腫れています。今まではしょっちゅうこういう状態になっていたそうです。金子さんは、抗生物質で下痢をしたり、薬疹が出たりしたことはなかったそうですが、一旦腫れると治りが悪く、二週間くらいはいつも抗生物質をのみ続けていたそうです。

そこで、抗生物質に桔梗石膏《キキョウセッコウ》を加えて処方しました。桔梗石膏は腫れて痛む時に使うと、抗生物質の効きがよくなり、腫れが早くひいて抗生物質を使う量が全体で少なくすみます。軽い痛みだけの時には、桔梗石膏だけのんで、抗生物質を使わないでもすむことがずい分あります。

この使い方で、金子さんの扁桃炎はいつもの半分くらいの薬で治ってしまいました。ついでに、カゼのひき始めにのどが痛む人で、麻黄附子細辛湯《マオウブシサイシントウ》がよく効く人がたくさんいますので、のどが痛くなった時に、麻黄附子細辛湯と桔梗石膏とを、のみ比べてみてもらうことにしました。とりあえずのむ場合に、もし効くなら抗生物質より漢方薬の方がずっと悪い影響がないだろうと考えたのです。

そんなこんなをしているうちに二カ月ほどたっていました。気がついたら、金子さんの調子はとても良くなっていました。階段で後にひっぱられる感じや、歩く時のからだのふらつきがほとんどなくなり、日常の動作で不自由をしなくなっていました。

「いつの間にか頭痛や肩こりがとても楽になっていました。耳鳴りはしていますが、昼間はあまり気になりません。夕方につらい時がありますが、主人に話して少し横になっていると、大丈夫になります。疲れがたまるといろいろ具合が悪いところが出てくることがわかりましたので、くよくよしないで休むようにしています」

その後は、金子さんは柴胡桂枝乾姜湯と十全大補湯を二カ月ほど続けてのんでいましたが、扁桃炎のために抗生物質が必要になったのは、一週間くらいでした。最近では、働く調子がうまくつかめて、疲れ果てることがなくなり、十全大補湯の必要量がぐっと減りました。疲れを感じた時に一袋のめば回復するというペースです。

柴胡桂枝乾姜湯は一日二回、麻黄附子細辛湯と胃薬を適宜、眠剤はお守りとして持っていて、いざという時は悩まないでのんで、よく眠って疲れをとるという方策を編み出して、自分でコントロールしています。

ケース⑥ きっかけは、「マタニティ・ブルー」

石井とし子さん（43歳）・主婦

石井さんとは、ずい分長いつきあいになっています。最近では調子が大きく崩れることはありませんが、つきあい始めた頃には大きな波があり、長い時間話しこまなければならない時がよくありました。
石井さんには男の子が二人います。石井さんが二十八歳、三十歳の時の出産ですから、特別に遅かったわけではありません。二人とも中学生ですから、ふつうは病気の心配もほとんどないはずなのですが、石井さんは軽い咳、鼻水、頭痛などでも子どもたちを連れて来ていました。熱がないのに学校を早退させて連れて来たこともありました。

私自身は、子どもの病気のことで母親を脅かすような話し方をしないように、極力注意しています。ふつうに話していても、母親は怯えるのですから、こわい声を出したり、脅かすつもりで話せば、母親はすぐに縮み上がってしまいます。こわくない態度で接して、わかりやすく説明していると、のみこみの早い人は子どもの軽い病気の時には、自分の判断で様子を見ることができるようになり、頻繁には通わなくなります。

たしかに、軽くてもせっせと通ってくれれば、現行の健康保険制度のもとでは、ずっとお金になるのですが、脅かして何回も通わせるようなやり方は、私の好みではありません。でも、そんな考えは通じないらしく、石井さんはすぐに心配になるのか、自分よりずっと身長の大きな中学生を連れて、しょっちゅう来院していました。

石井さん自身のことで来院したのは、子どもたちとのつきあいが一年近くたった頃でした。

「二週間ほど前に子どものカゼがうつって、高い熱が出ました。三日ほどで下がったのですが、そのあと治りきらずに微熱が続いています。咳はすこしですが、シンに熱が残っているようです。子どもたちの診察をお願いした時に、待合室で他の方からお話を伺ったのですが、先生は漢方薬をお使いになるとか。じつは、私は精神科からずっとお薬をいただいているのですが、これ以上余計にお薬をのみたくないのです。漢方薬でこのカゼを治せないものでしょうか。子どもにはいつもお薬をいただきますが、私はのみたくありませんので、カゼをひいた時はじっと家で休んで治るのを待っています。いつも長くかかりますが、仕方ないと諦めていました。とても勝手なお願いですが、漢方薬で治していただけませんか」

もともと丁寧な言葉遣いの人だとは思っていましたが、自分のことになるともっと丁寧になるようです。静かな口調でゆっくりと、しかも、私の目から視線を離さずに話します。石井さんの話では、夫の会社の家族健診は定期的に受けており、今までに異常がみつかったことはないそうです。それを頼りに、体調が悪くてもじっとやりすごしてきたとのことでした。

とりあえず、今の微熱を何とかするために、漢方薬を考えることにしました。とはいっても、カゼが長びいた微熱というのは、漢方薬で治そうとすると、それほどの難問ではありません。

ざっと見ても、のどはほとんど赤くなく、首のまわりに腫れたリンパ節もありません。胸の呼吸音にも問題はなさそうです。どの漢方薬を使うか決めるには、おなかをちゃんと触ってみる必要があります。

病気が長びいて消耗し、自力で回復しにくくなっている場合に考えられる漢方薬としては、柴胡桂枝乾姜湯《サイコケイシカンキョウトウ》や人参養栄湯《ニンジンヨウエイトウ》が代表的なものです。人参養栄湯は肺結核で消耗した人たちにとても役に立った漢方薬です。人参養栄湯の効く人のおなかはあまり柔らかくなくて、下腹に腹直筋が張っている場合が多いのに対して、柴胡桂枝乾姜湯の効く人のおなかは、柔らかくて、たいていはおへそのあたりに軽い動脈の拍動があるという点で、ちょっとちがいます。

石井さんのおなかはとても柔らかく、フニャッと抵抗がありません。おへそのあたりに動脈の拍動が触れる他に、左側のもうすこし上の方まで軽い拍動が伝わってきます。痛むところはありません。

このおなかの感じから、石井さんには柴胡桂枝乾姜湯を処方することにしました。カゼをひいてまだ二週間しかたっていなかったのと、石井さんが近所なので、薬は一週間のんで様子をみることにしました。

一週間たって、石井さんは意外な感想を持ってきました。

「熱っぽいのを治すお薬と思ってのんでいたのですが、とても調子がよくなるようなのです。のみ始めてすぐにからだが楽になるように感じました。熱は三日目には出なくなりましたが、それよりも、私にしては珍しくからだが軽くなって動けるようで、うれしくなって一週間きっちりのみました。もう少し続けてのんでみたいと思いますが、続けてのんでもかまわないお薬なのでしょうか？」

石井さんはそれまで、どの薬もなるべくのみたくないと考えていたそうです。

「六年前にこちらに引越してきてから、ずっと調子がよくありません。福岡の先生から紹介状をいただいてきたのですが、こちらの精神科の先生からいただくお薬が、どうもうまく合わないのです。軽い『うつ病』と診断されてきたのですが、お薬をのみますと朝から眠くなって、横になると一日中眠ってしまいます。それを考えますと、また落ち込みますし、先生にお話ししてお薬を取り替えていただいても、あまり変わりません。お薬を全部やめてみたこともありますが、気分がすぐに落ち込んでしまって、やはりどうしても必要だといわれました。お薬をのんでいても、気力はあまり出てきませんし、他の方にくらべて疲れやすく、スタミナがないと思います。そんな訳で、私にはよく効くお薬なんてないと思っておりましたし、続けてのむ必要がある以上、なるべく少なくしたいと思っておりました」

石井さんの「うつ病」のきっかけは、二十八歳の時の出産後だそうです。その当時は、福岡県の石井さんの実家の敷地内に夫婦で住んでいました。妊娠中は問題はなかったのですが、出産後、かなり重い「マタニティ・ブルー」の状態になりました。石井さんの母親がすぐそばにいましたから、石井さんも生まれたての長男も、一緒に面倒を見てもらい、精神科からの薬をのみながら、一年ほどで落ち着きました。

二歳半はなれて二番目の男の子が生まれましたが、その出産後も、やはりかなり重い「マタニティ・ブルー」の状態になりました。最初の子の時と同じ精神科にかかり、やはり薬をのみながら一年ほどで回復しました。石井さんの母親が、その時も全面的に面倒をみてくれたのだそうです。

その後は軽い「うつ病」といわれ、定期的に通院していましたが、六年前に夫が福岡から東京に転勤になり、現在地に引越してきました。

福岡では気分的に大きく落ち込むことはあまりなかったそうです。子どもが幼稚園に入園した時、小学校に入学した時などに波があったようですが、夫や母親がその都度、家事や育児を交代してくれて、石井さんは休み休みしているうちに回復して、また主婦業に復帰したそうです。夫はとても子ども好きの人らしく、頼まなくても男の子二人を相手に相撲をとったり、キャッチボールをしたり、休みの日にはプールで一緒に泳いだりしていました。

横浜に引越して三カ月ほどたった頃に、福岡の精神科の医師が書いてくれた紹介状をもって、二駅はなれた所の総合病院の精神科にかかりました。

「今までの経過は落ち着いているようだから、とりあえず薬は変えずに出しておきましょう」

といわれ、たしかに同じ薬をのんだのですが、昼間眠くなるばかりで調子はよくなりません。その後は前述したように、時々薬を取り替えてもらったりしていたのですが、調子は落ちっ放しのまま六年たってしまったのでした。

横浜に引越してきた時には、子どもは二人とも小学生でした。夫は近所の父親と一緒に子どもの野球チームを作り、休日は朝早くから三人で出かけます。石井さんは家の中の切り盛り、料理作りに追われていましたが、ひどく疲れるようになり、平日は夫と子どもを送り出してしまうと、動けないような疲労感で眠ってしまうことが多くなっていました。

「たしかに外から見れば、何とかはなっています。主人は元気で、とてもよくやってくれます。私がノロノロしていても、休みの日に寝ていても、『調子悪い？　寝ていなさい。坊主どもの面倒は俺が見るから。休みの日のメシくらいは、食べさせといてやるから』と言ってくれて、動くのを苦にしない、本当に有り難い人です。でも、私は何もできなくて、気力が湧かなくて、『こんなことでいいのか』と思うと、申し訳なくて苦しくなるくらいです」

石井さんの問題は、精神科の領域の「うつ病」をどう扱うかということと、全体的な体調の悪さをどうするかの二つのようです。石井さんは柴胡桂枝乾姜湯をのむと体調が良くなるのを実感して、もう少し何とかなるのではないかと考え始めたようです。

「もう少し疲れないように。子どもにみっともなくない程度に起きていられるように」ということが石井さんの希望でした。そこで、本格的に効く薬はないか、探すことにしました。

問診の取り直しをし、自覚症状のチェックをしてみたら、新しくいろいろ出てきました。生理不順はないが、生理痛は強い。生理時は体調が落ち、動けないし、精神的な落ち込みも強くなる。疲れやすい。疲れると顔や手足がむくみ、冷えを強く感じるようになる。胃のもたれ、胸やけのために食事の量が少なく、体重が減りやすい。食事中に疲れて途中で寝たくなる。気の毒な症状だらけです。

柴胡桂枝乾姜湯がよく効くようだということを手がかりに、当帰芍薬散《トウキシャクヤクサン》を処方してみました。柴胡桂枝乾姜湯がよく効く人の中に、生理痛などの生理関係の問題に対しては、当帰芍薬散がよく効く人がけっこう多いのです。

二週間たって、石井さんはうれしそうな顔をして来院しました。

「とてもいいようなのです。あれだけ薬が嫌いだったのに、人間が変わったように一生懸命のんでいます。からだが軽く、しっかりするのがわかります。のむと良くなるお薬というのは、楽しみなものなのですね。精神科の先生からいただいているお薬は、のむと朝からねてしまうのです。漢方薬をのむ前は、精神科のお薬をのまないと本当にダメになるという恐怖感がありましたが、今は私でも何とかなりそうという気持ちになってきています」

精神科から処方されていた薬は、ふつうの量の抗うつ剤と軽い精神安定剤でした。どちらも一日に三回のむようになっていましたが、昼間はどうしても眠くなるとのことです。石井さんには、いらだちや不安感などはみられませんでしたから、精神安定剤は不必要かもしれません。抗うつ剤は同じものでその三分の一程度のものが私のクリニックにもありましたので、それに切り替えて量を減らしてみました。

抗うつ剤の量を減らしても、石井さんは眠ってしまいます。主な抗うつ剤を見せてみると、どれものんだことがあると言います。全く効かなかったり、眠くて困ったというものばかりです。同じものを減らしても眠ってしまうでしょうし、別のものを考えた方がよさそうです。

そうこうする間の二週間ほどを、石井さんは抗うつ剤も精神安定剤ものまず、漢方薬だけですごしていました。それまで、精神科からの薬はほとんど切ったことがなかったそうですが、その二週間は気分の落ち込みや不安は起こらず、手足の脱力感と軽い気力のなさだけが気になったそうです。ねてしまう状態よりずっとましではあるけれど、脱力感がつらいと石井さんは言います。

カルテの前のページを繰って考えているうちに、最初の時の腹診の図が目に入りました。軽い動脈の拍動が、おなかの上の方まで伝わっていたのです。別の漢方薬を使えばいいのかもしれないと思い、もう一度、おなかを触らせてもらいました。やはり同様に、上の方まで拍動が触れます。

気力、体力を持ち上げることを考えて、補中益気湯《ホチュウエッキトウ》を追加してみました。三袋いっしょにのむのはちょっと大変なので、柴胡桂枝乾姜湯と当帰芍薬散は一日二回に減らして、補中益気湯は三回のむことにしました。

補中益気湯の手応えはとても確かでした。脱力感がとれ、食事中に疲れてしまわなくなりました。からだの調子が良くなると、疲れて動けないのか、気力がなくて動けないのが自分で区別がつくようになり、それに合わせて動いたり、休んだりする判断がつくようになりました。

結局、石井さんは柴胡桂枝乾姜湯と当帰芍薬散をのんでからだをたて直し、補中益気湯で気力をもち直すという使い方でかなり楽になったようです。この組み合わせで二カ月ほどすぎた時に、今までとは別のずっと少量の抗うつ剤を使ってみたところ、眠くもならずに気力が出ることがわかりました。その後は同じ薬をのみながら、上手に調節して暮らしています。

柴胡桂枝乾姜湯と当帰芍薬散、補中益気湯の組み合わせは変わりませんが、調子のよい時には一日一回、抗うつ剤なし、悪い時期になると一日二回に増やし、抗うつ剤少量を加えています。調子の良し悪しは石井さんが自分で判断していますが、もう五年以上無事にすごしています。

Ⅲ　中年からの「うつ病」

男の場合、女の場合

四十歳ころから、心身のあらゆるところに老化現象が出はじめる。体力、気力、知力の衰えとして感じるものは、その結果としての認識なのだろう。我々のからだのあらゆる部分が、様々なことに無意識に瞬時に反応していたのが、ギクシャクと時間を要するようになり、場合によってはすぐには元に戻らなくなって、「アレレレッ」という感じの老化現象となって現れる。

「ホー、すごいもんだ、ついにきたか」と冷静に観察して、しみじみ「人生の秋」を感じる人がいる一方、「こんなことは今までなかったのに」と、一つひとつに戸惑い、なかなか慣れない人もいる。心の柔軟性の差なのだろう。

この体力の衰えはじめる中年の頃に、生活の中の変化もたくさん現れる。子どもの巣立ち、結婚、あるいは子どもの重大な危機、本人の転職、退職、転居、病気、離婚、つれあいの失業、大病、死亡、親たちが年老いてきて介護問題を抱えている人も多い。それはすべて、今まで未経験のものばかりである。

この未経験のものになかなか慣れないでいるうちに、心身の不調が現れる。中年からの「うつ病」はよく知られてはいるが、かなり厄介である。「うつ病」の穴にはまり込んだ本人が、自力ではい出るのはけっこう難しい。穴にはまり込む理由、傾向があるからはまりやすく、周囲には穴の存在すら見えないこともある。生真面目で几帳面でよく仕事をし、周囲から信頼されている人が多い。本来は長所である。

昔なら、男性は「ちょうど油の乗り切った頃」と形容された。女性は更年期の頃。しかし、この数年来、様々な分野でリストラの嵐が吹き荒れ、構造的な不況の中で、仕事場も家庭も余裕のない雰囲気になっている。楽しくない。そんな中で出る不調である。眠れない、イライラする、気力がない、からだ中あちこちの不調。程度の差はあれ、誰にでもあるものともいい得る。

もともと生真面目で几帳面な人の具合が悪くなるのだから、相談を受けた人はせかさず、馬鹿にせず、本人の身になって聞いていることが大切なのだと思う。本人が不調のカギを見つけだせば、あとは自力で解きほぐす努力ができるようになる。

男性の場合、真面目に働いて中年になれば、それなりの社会的地位にはついている。ふだんは重んじられているのに、一旦病気になれば、医療機関では、病人として老いも若きも、男も女も一緒くたに、均等に粗略に扱われる。ふだんあまり病気をしない丈夫な男性は、もともと粗略にされるのに慣れていないし、うつっぽくて気力のない時に味わうからなおのこと骨身にしみる。

男性の、とくに社会的地位の高い人がうつっぽくなった時、抗うつ剤が効かずに難航する例がたくさんある。たまたま縁があって来院し、柴胡加竜骨牡礪湯《サイコカリュウコツボレイトウ》が本当によく効いて好転する人たちを見ていると、薬もたしかに効いたのだろうけれど、一人の人間として粗略に扱わなかったから、柴胡加竜骨牡礪湯もよく効いたのかなあと思ったりする。
粗略さについての話はともかくとして、丈夫な男性のうつっぽさによる不眠などの状態には、抗うつ剤より柴胡加竜骨牡礪湯をはじめに使う方が良いのではないかと私は思う。うつっぽくなった人の最初を全部私がみているわけではなく、社会的地位の高い人でこじれて困っている人をたまたま頼まれてよくみる関係で、そう思うのかもしれない。それにしても、柴胡加竜骨牡礪湯はとてもよく効く薬であると思う。

女性の中年の「うつ病」は、男性とはすこし様相が異なるように思う。思春期に対する「思秋期」という言葉が流行ったこともあるし、空の巣症候群とか更年期うつ病とか、いろいろ言われている。

男性に柴胡加竜骨牡礪湯が効くのに対して、女性の方が弱いからか、桂枝加竜骨牡礪湯《ケイシカリュウコツボレイトウ》が効く人が多い。この頃「面白いなあ」と思っているのは、もともと手仕事の好きな人の方が、うつっぽくならないように感じることである。たまたまなのかどうか、よくわからない。例が少ないからとも思えないが、「料理が苦手」な人が家から出られない状況になった時に、とくにうつっぽくなるようにも思う。「こうでなければならない」と自分で決めた高いハードルに繰り返し挑戦し、それができないと必要以上に自分を卑下し、うつっぽくなっていく。男性は「料理が苦手」なことを苦にはしないのだから、生真面目な人は枠にはめられた「女性の役割」

に縛られるのだろう。「外で食べればいい」と単純に割り切れれば、うつっぽくならない。

スパッと割り切れるかどうかは、たぶん親からもらった性格、一種の能力だろうと思う。努力すれば竹を割ったような性格や、料理好きになれるわけではない。本当はそんなにこだわるほどのことではないのに、つきつめて考える人たちは、自分の性格や能力を許せないのかもしれない。

ケース①

グリーン車でいこう!

山口和亮さん（52歳）・エンジニア

山口さんとのつきあいも長くなりましたが、初対面の時のことを、今もはっきり覚えています。それほど、印象的だったのです。

山口さんは、大企業の工場でエンジニアとして現場管理をしていました。大学を卒業してすぐに入社し、三十年ほどたっていました。仕事はそれまでごく順調にいっていましたし、人間関係も問題はなく、定年まであと三年になって、そろそろ次の働き方を考えようとしていたところでした。

最近の他の企業と同様に、山口さんの会社でも大規模な見直しが始まっていました。工場全体として人を減らす計画の中で、山口さんは東京の工場に転勤を命じられました。

それまでは、自宅から車で二十分ほどの距離でしたが、東京の工場までは電車を乗り継いで一時間半はかかります。朝夕の通勤ラッシュは、山口さんには久しぶりで、若い頃の通勤事情とは格段の差で悪くなっていました。

仕事は現場管理から事務職になり、一日八時間以上コンピューターに向かう生活になりました。転勤前は工場長の直轄下で、工場内を動き回って一日をすごしていました。山口さんは理科系の大学卒とはいっても、動き回るのが好きでしたから、「デスクワークより大工仕事が好き」と本人がいうように、忙しくても自分の足で飛び回り、大きな工場の中を作業衣ですごす毎日だったのです。

転勤後二カ月たった頃から、山口さんの不調が始まりました。ねつきが悪くなり、夜中に何回も目が覚めるようになりました。朝起きた時から、会社に行きたくない面白くない気分です。目が疲れてショボショボし、朝から晩まで疲れた気分がしていて怒りっぽくなり、奥さんを怒鳴ります。こんないやな調子です。

家でもあまりに機嫌が悪いので夫婦喧嘩が増え、ついに奥さんから、

「こんなお父さんは、前とちがう。前なら、こんなことじゃ怒らなかった。どこか具合が悪いんじゃないの。見てもらった方がいい」

と言われ、ハッとして「自分が変なんだ」と思ったそうです。

山口さんは、眠れない、イライラするなどのために、最初は近所の精神科にかかりました。その精神科の医師は、山口さんの話を聞き、ほとんど顔も見ないで、

「仕事が変わって適応できなくなった『うつ病』だね。薬をのめば治るから、大したことはない。よくあることだ」

といって、錠剤を三種類くれました。抗うつ剤と精神安定剤などでした。

それをのんでも眠れるようにはならず、イライラもよくならなかったため、山口さんは次の週にまた精神科を受診しました。

「一週間くらいじゃ良くなるはずがないよ。三十年働いてきた習慣がぬけるのに、何年かかると思うの。薬をのんでも大変なのは、しょうがない。中年の『うつ病』はそんなもんだから、そのつもりでつきあわなくちゃ」

と言われ、同じ薬が二週間分追加して出されました。山口さんは医師に対する不信感が湧いてくるのを押さえきれず、家に帰ってもブツブツ不満を奥さんに向かってこぼしました。

奥さんはパートタイムで会計事務所で働いていました。もう二十年近く、同じ事務所に勤めています。事務所でお昼御飯の時に、奥さんは山口さんのことをこぼしました。

「お父さんは今まで、こんなに他人の悪口をいったことなんてなかったのに、本当に性が合わないらしくて。でも、当たられる方も大変なのよ」

こういう場から伝わっていくのが口コミなのでしょうが、その中の女性の同僚が、「私のかかっている先生に相談するといいかもしれない」と言いだし、山口さんは奥さんに連れられて、私のクリニックに来院したのでした。

山口さんに初めてあった時は、とても緊張しているのがよくわかりました。何かをする前に必ず許可を得ようとします。

「座ってもよろしいですか？」

「いま話してもよろしいですか？」

「ちょっとお聞きしても、よろしいですか？」

いちいち面倒なくらいきちんとしています。

経過を聞けば、精神科の医師が「うつ病」と言ったのはうなずけます。でも、山口さんは「薬も効かないし、私の話も聞いてくれない」と訴えます。

山口さんはがっしりしていて、柔道かラグビーでもやっていたような体格です。転勤後すぐに健康診断は受けていて、血液検査などは全く異常はなかったとのことでした。血圧は上が一六〇で、下が九十六くらいで、かなり高くなっています。

おなかを触ってみると、腹筋が強く張っていて「男性のおなか！」という感じです。痛むところはありませんが、おへその左側から上にかけて、はっきりした動脈の拍動が手に伝わってきます。

「丈夫そうな人」という印象ですが、いくつか私が質問しても、思いつめたような固い表情のまま、全くニコリともしません。

「これではしょうがない。効きそうな薬を探し、効き目をみながら考えた方がよさそうだ」と思いました。こまかく話を聞くには、山口さんはカチンカチンに固まりすぎていて、あまりに気の毒な状態だったのです。

転勤などの経過と最近の心身の不調、診察した感触から、山口さんには柴胡加竜骨牡蠣湯《サイコカリュウチチボレイトウ》を処方することにしました。

柴胡加竜骨牡蠣湯というのは、長ったらしくて難しい名前の薬ですが、効き方がとてもすっきりしている薬です。几帳面で真面目な人が眠れなくなった時に、効く時はとても劇的です。目安は元が頑丈であること。頑丈とはからだのことで、性格の頑固さとはちがいます。相当に丈夫でバリバリ働いていた、そういう人が挫折した時に使うといいようですが、女性は丈夫そうに見えても元々は弱いらしく、柴胡加竜骨牡蠣湯はほとんど効かないようです。

山口さんにはピッタリそうだったので、柴胡加竜骨牡蠣湯を処方しましたが、かなりイライラしていることや、本人や奥さんの話から、精神安定剤の軽いものを一種類加えました。眠る前は、精神科で出されていた薬をそのまま使って様子をみることにしました。血圧は自宅で朝夕計って記録しておくことと、診察した時と同じような高い血圧が続く場合には、一週間後に来院してもらうことにしました。

柴胡加竜骨牡礪湯はやはり劇的に効き、二週間後の山口さんはとてもよくなっていました。イライラはとれ、眠れるようになり、あれほど家で不機嫌だったのが、以前と大体同じように笑うようになっていました。

「この前は何をお話ししたのか、恥ずかしいことによく覚えていません。前の医者の悪口をさんざん言ったかもしれません。失礼しました。私としては、きちんと話を聞いていただいて、楽になりました。この漢方薬は、のみはじめたらその日から眠れるようになり、本当に驚きました。精神安定剤はのんでも眠くはなりません。イライラしなくなりましたが、まだ薬はのんでいたい気がします」

血圧は上が一二〇、下が七〇くらいに落ち着いていましたし、眠る前の薬は、精神科でもらっていたものでは、翌日に残るようでした。山口さんの意見で、精神安定剤は昼を減らして夜のむように移動させてみましたが、これはなかなかよかったようです。

二カ月ほどたって、山口さんはほとんど以前と同じになったという報告でした。元来は、よくのみ、よく食べ、よく笑っていたそうですが、定年前に転勤させた会社の仕打ちに、本当に

腹を立てたようでした。「うつ」がおさまっていく間にかなり考えたようで、半年ほどたって

こんな感想をもらしました。

「ずっと会社のために、骨身を惜しまず動き、部下の面倒も一生懸命みて、自分のことは自分なりに評価していました。でも、会社はそんなことどうでもよかったんですね。そう思ったら、なんだかアホらしくなって、それなら今まで十分働いたから十分面倒みてもらおうと思うようになりました。もう責任のない仕事ですから、体調が悪かったら休みます。一度は辞めようと思ったんですから、今の給料はおまけだと思って、ラッシュがいやな時はグリーン車に乗っています。会社のことを考えると、日曜日の夜は耳鳴りがして頭痛がしますから、柴胡加竜骨牡礪湯と精神安定剤を必ずのんで、しっかり眠って月曜はグリーン車に乗ります。火曜から金曜までは普通車でも平気なんです。ずい分チャランポランになったと自分でも思いますが、土曜と日曜は前の工場の連中と一カ月に一回、遊びに行くことにしています。それを楽しみに働いているんだと思っても、この頃は罪悪感を感じなくなりました」

そんな調子で山口さんは働き続けています。勤勉でなくなったのかもしれませんが、日本人が働きすぎなのだと、私は思います。

ケース②

怖い夢

北島俊英さん（52歳）・生化学者

北島さんは免疫学が専門の学者です。ずっと大学関係の研究室に勤務して、数多くの論文を発表し、国内はもちろん、国際学会に毎年参加してきました。美しい日本語も話しますが、英語、ドイツ語、スペイン語がペラペラです。読むだけなら他にも数カ国語はたしかですから、私などからみると、想像のつかないすごい人です。

北島さんの不調は四十六歳のときに始まりました。研究室で一緒だった大学の同級生が、公立の研究所の所長になって転出したのですが、彼はその時に北島さんの研究論文に自分の名前をつけて発表していました。北島さんは自分の研究成果を横取りされたのですが、それをめぐる論争が続く中で、北島さんは眠れなくなり、気が滅入り、「うつ病」と診断されて大学病院に入院しました。

その後の五年間、北島さんは主として大学病院の精神科にかかり、合計で三年間入院していました。最近の二年間は、北島さん自身がいやになって、精神科に熱心に通院するのをやめ、薬を時々のみながら、仕事にはつかずブラブラすごしていました。

北島さんの奥さんは英文科を卒業して、高校の非常勤講師をしていました。同時通訳ができましたので、結婚後は不定期ですが海外の国際会議に随行する仕事をしながら、比較的優雅に生活していました。たまたま子どもが生れなかったため、結婚後二十年ほど、同じようなペースの生活でした。

北島さんも、奥さんも、実家が裕福だったため、北島さんが「うつ病」で入退院を繰り返し、収入が途絶えた時も、奥さんは同じペースの仕事をしながら、北島さんの転地療養にもつきあったりしてきました。世間一般からみれば、経済的に恵まれ、良好な環境だったということになります。


私のクリニックに来院することになったきっかけは、意外な接点でした。私が医療団体の機関紙に書いた「多発するアレルギー疾患。アレルギー学の視点からだけでなく、環境破壊に対する批判の視点を持って、研究者、臨床医家は警鐘を鳴らすべき時だ」というような文章を北島さんが読み、それが仲間内で話題になった時に、北島さんの知り合いが私を知っていて、紹介してきたのです。

「長い『うつ病』だけど、どうせ精神科で治らないのだから、波長の合わない医者にかかっているのは苦痛だと思う。ちょっと話を聞いてやってくれ」

というような紹介のされ方でした。

「私の経過はとても長くて、今まで抗うつ剤も精神安定剤もたくさんのみましたが、どれも効いたものはありません。入院もしましたが、ダメでした。変な患者で申し訳ないのですが」
というのが、北島さんの冒頭の挨拶でした。

背が高く、センスのいいスポーツシャツを着て、シャツの色とのバランスがとても良い、折り目のついたズボンをはいた北島さんは、精神科との長い関わりなど全然感じさせない風貌でした。

ところが、椅子に座って話し始めると、すぐに暗雲がたれこみます。ダークグレイの空気が、診察室の床からじわじわ這い上がり、最後は天井まで充満してしまいます。

「すごいもんだなあ」

と感心しながら、私はいつも困っていました。

それから長いつきあいになるのですが、今になって考えてみると、半年間はカウンセリングでした。

といってもお互いにその気だったわけではなく、北島さんは長く苦しい病歴をずっと詳細に説明していたのです。前述したような経過を、順不同に毎回話していきます。私は精神科ではありませんから、細かい精神科の治療法や薬のことなどは、聞かされても知らないことばかりでした。北島さんに質問されても、答えようがなかったのです。

二週間に一度くらいの頻度で北島さんはフラリと現れ、午前の外来の最後に陣取って、三十分以上話していきます。北島さんのカルテが出てくると、覚悟をしてその前にトイレにいっておき、長くなっても大丈夫なようにしていました。

「私は精神科ではないから、わからない」

と思いながら北島さんの話を聞き、ただ観察していただけだったのが、結果としてはよかったようです。

「今日はどうしましょう。何か薬を出しましょうか」

という問答が毎回の話の最後にあり、今までに「効かなかった」という抗うつ剤や、お互いが考えた漢方薬を出してみて、次の時に、「やはりちっとも効かなかった」と確認して話に入るという繰り返しでした。

論文横取り事件の前後にあった一連のいやな話は、北島さんの精神状態に強く影響していたらしく、何回も登場しました。

「朝、目が覚める直前に、とても怖い夢を見るんです。たくさんの人に取り囲まれていて、寄ってたかって私を罵って。それが長く続いてやっと目が覚めると、『あー、いやだ、またこの夢だった』と思います。私をこんな目にあわせたんですから、裁判で訴えてやろうか、もう時効だろうかと考えたりして、朝から腹が立ちます」

そんなこんなで半年たった頃には、北島さんの表情はとても明るくなっていました。診察室でしゃべっていても、床のあたりが少しグレイになるかどうかで、他の患者さんとあまり変わらなくなっていました。相変わらず悩みながら薬を出していましたし、どうなって行くかの自信など全然ありませんでした。

「この頃とても楽になってきたので、復職しようかと思っているんです。大学の友人で心配してくれているのがいて、非常勤の講師はどうかと紹介してくれました。このところのんでいた漢方薬がよく効いているようなのです」

驚いて聞いてみたら、一カ月ほど前に試みにだした柴胡加竜骨牡蠣湯《サイコカリュウコツボレイトウ》と柴朴湯《サイボクトウ》を、一週間毎に交互にのんで、比較していたとのことでした。

柴朴湯をのみだしたら、「すこしいいかな？」と思い、それでも長年の薬に対する不信感で、信用せずに黙っていたのだそうです。そのあと、柴胡加竜骨牡蠣湯に変わったら、一週間で心が平かになるのがはっきりわかったそうです。それでも信用できなかったので、また柴朴湯に戻して比較したら、「いいけど柴胡加竜骨牡蠣湯より効かない」と感じ、もう一度、柴胡加竜骨牡蠣湯に戻して、「たしかに効くようだ」という確信を持ったのだそうです。

「この頃怖い夢が減りました。柴胡加竜骨牡蠣湯を三回のんで、精神安定剤をねる前にのんでいますが、よく眠れるようになったようです。以前はどの薬をのんでも、なかなか眠れませんでした。すぐに目が覚めるし、いやな夢を見るし、夜ねるのが怖くていやだったんです。気分的にとても楽になっているんですよ」

以前は効かなかった精神安定剤がけっこうよく効いて、眠りやすくなったと北島さんはいいます。

「薬が効くのは不思議な気がします。あれだけ、どれをのんでも効かなかったんですよ。薬は効かないし、もう治らないものと思っていました。でも、先生は私の話を一生懸命聞いてくださるんで、聞いてもらうと二、三日は気持ちがとても楽になっていたんです。はじめは二、三日だったんですが、この頃は一週間くらいはもつようになっていました。とてもつらい気分の日には『よし、今日は話を聞いてもらおう』と思って支度を始めると、気持ちが立ち直っていくのがわかります。でも、それだけでなく、薬も効くというのは感激しますね」

なんだか私にとっては、不思議な体験でした。わからないままつきあっていて、役に立っていたのですから。

北島さんはそのまま一直線に良くなったわけではありません。柴胡加竜骨牡蠣湯がかなりよく効いたのですが、復職にむけて異様にたくさん本を読んで調子を崩したり、「電車通勤をするのが正しい」と主張して、久しぶりにラッシュに乗ってみたら階段で転んで捻挫をしたりして、その度に悲観し、悪夢が再現される繰り返しをしていました。それでも、初診から一年ほどたった四月から、大学で非常勤講師を始め、「疲れる、続くだろうか」といいながら、一年きっちりと勤めました。

その一年が一番大変だったようです。その次の年からは講義の単位を増やし、そのうちに実験室に出入りするようになり、復職後四年目には常勤の講師に返り咲きました。私はいつも事後報告を受けて、あきれていただけです。

北島さんの薬ののみ方は、ずっと一日一回だけです。一、二カ月に一回来院して、四方山話をして帰ります。深刻な話はほとんどなく、最近の生徒の状況とか、論文作成のペースなどについて話していきます。

「私の場合は、十分に話を聞いていただいて、そのあと薬が効き出したんだと思います。大学病院に通っていた時は、ほとんど話なんてできませんでした。四週間毎の予約の診察でしたが、主治医は私よりずっと若いのに、『どうですか？　それで？　ふん、ふん』って横を向いたまま、ただ処方箋を書いてるだけだったんです。こっちなんて向きません。だから、私も『調子は変わらない』としかいいようがなくて、そのまま効かない薬をのんでいました。話を聞いてほしいから行くなんて考えられませんでしたし、先生とは全く違うんですよ」

北島さんは、話をよく聞いて共感を示してくれたことが一番うれしかったと言います。私の場合には、指示や説教をしたくても、ネタが不足していたのが、かえってよかったのかなあと思います。説教できるほど私の知識や経験は豊富ではありませんし、それに、わからないと適当に放置するアバウトな性格なのが、うまく作用しているのかもしれません。

北島さんは、最近はほぼ卒業生のような感じになっています。漢方薬はこの三年くらいのんでいませんし、血圧が高くなって、近所の内科から降圧剤をもらっています。私のところからは、時々抗うつ剤、精神安定剤、眠剤などを出しているだけです。

北島さんを見ていると、とんでもないハイペースで仕事をつめこんでいるのがわかります。もうそろそろ体力が落ちる年頃かと思ってみているのに、尋常でない馬力であれもこれもと欲ばります。仕事も遊びも全部大量にこなし、飛行機、新幹線、高速道路などの速いものが大好きです。「うつ病」になる前もそうだったのでしょう。

いまさら性格は変らないでしょうから、そのペースで走るのでしょう。どういう老人になるのかちょっと楽しみでもあり、同時に恐ろしくもあるというところです。

ケース③

無理なものは無理

清水信男さん（50歳）・団体職員

清水さんとは、学生時代のサークルで一緒でした。三十年もたちますが、大学からちょっと離れた地域で子ども会をずっとやっていた仲間です。文学部を卒業して出版社に入ったところまでは知っていましたが、突然自宅に電話があって、その後の消息を知りました。

電話の内容はかなりせっぱつまったものでした。

「最近不眠に悩まされている。イライラして怒りっぽくなっているのが自分でもわかる。まわりの人たちには迷惑にならないように極力気をつけているが、仕事がうまくはかどらない。もう半年以上続いている。病院の精神科にかかって薬をのんでいるが、よくならない。医者からは、休職するようにいわれている。同様の状態で『自律神経失調症』といわれて休職した同僚を何人か見てきた。休職しても結局よくならないで、職場に復帰できないでいる。自分は絶対にそうなりたくない。相談に乗ってほしい」

清水さんは文学部の同級生と結婚したのですが、その奥さんが私の漢方薬の本を読んでいて、とにかく相談してみた方がいいと勧めたのだそうです。電話の話し方も、かなり大変そうな様子でしたので、外来の最後の時間に来てもらって、相談することにしました。

来院した清水さんは、学生の頃と体型はあまり変わっていませんでした。きちんとしたスーツとネクタイ姿で、真面目そうな中年の紳士に見えます。以前は髪はボサボサ、不精ヒゲをはやし、着たきり雀の替え上着にワイシャツで、あまりおしゃれではなかったという印象があるのですが。

子ども会は相手が小中学生でしたから、男子学生はよく取っ組み合いで子どもに飛びかかられていましたから、いつ汚れてもいい格好をしていました。下駄ばきが流行って、学生服に下駄、髪は坊っちゃん刈か角刈りという人もいました。お互いにお金もなかったし、地味で真面目な学生だったのです。それにくらべて、三十年たつと、バリッと清潔でとても好感のもてる紳士です。私はどうなっているか、あまり自慢はできませんが。

清水さんは出版社に十年ほどいたあと、神奈川の消費生活協同組合の本部に移動していました。出版社で本の企画、編集などをしていたのですが、学生時代に地域で活動していた時の生き生きした感情が忘れられず、たくさんの人たちに接する生協の仕事に変わったのでした。

清水さんは電話であったように、かなりイライラした状態でした。ねつきが悪い、睡眠が浅く、夜中に何回か目が覚める、かなりのアルコールをのんでも、朝は早く目が覚めてしまう。共働きの妻のぐちを聞いていると、全部反論したくなり、我慢しているのが苦しい。食欲が落ち、体重が減っているが、アルコールの量は増えている。やらねばならない仕事は山ほどあり、こなしきれない。過重である。などなど、どっさり出てきました。

知り合いであっても、基本的なところは押さえておかないと、思わぬ落とし穴があるものですから、簡単な血液検査をし、先入観はなるべく持たないようにして、がっちり診察をしました。

血圧が少々高めであること以外は問題はなさそうです。おなかを触ると、腹筋ががっちり張っていて、余分な脂肪がありません。動脈の拍動は、おへその左横からすこし上の方まで、かなり大きく触れます。今までの職歴から考えると、男性は若い頃よりずっと太ってしまっている人が多いのですが、案外ちゃんとしています。

「一年くらい前までは、生協の組織関係を担当していたんで、よく動き回っていた方なんだろうね。組合員の女の人が相手なんで、健康教室みたいなのもやっていて、一緒に太極拳をやったり、最近はダンベル体操をやってみてたりしたんだけど、本部に移って動かなくなっているのはたしかだね。生協はもう十五年以上たつから、内容はよくわかるんだけど、本部に移って仕事内容が変わってから、たしかに調子がよくない。日本中の消費が落ち込んでいるのを、生協はモロに受けてるから、手の打ちようがないんだね。だけど、生協の本来の趣旨と、利益をあげて事業を拡大しなければ生き残れないという論理が、僕には使い分けられないみたいなんだよ。『そんな考えは、青っぽい、現実は甘くない』ってさんざん言われたんで、頑張らなくっちゃって思ってやっているうちに、眠れなくなって、イライラしだしたみたいだね」

私は医療生活協同組合の運営する病院に長くいましたから、生協の運動についてはある程度はわかります。医療生協と消費生協の運動は少しちがうのでしょうが、運動のめざす理想像と現実には大きなへだたりがある点は、同じなのかもしれません。

学生時代の清水さんは、とても熱心で几帳面な人でした。子ども会の活動にしても、子どもの状態をきちんと把握し、日誌に整理して、毎週の報告をガリ版で刷って配っていました。私などは子どもと遊ぶのが目的で通っていたような面があり、「子どもと馴れあうな。状況に応じて頭を働かせて機敏に動くように」といつも注意されていました。

清水さんは、診察のはじめは他人行儀な話し方でしたが、しばらくすると三十年前の仲間内の話し言葉に変わりました。たしかに、ふつう一般の患者さんがこういう問題を全く初対面の医者に相談するのは、本当に大変だろうと思います。

診察した結果と状況から、清水さんには柴胡加竜骨牡蠣湯《サイコカリュウコツボレイトウ》を処方しました。イライラして怒りっぽいのも続いていましたので、軽い精神安定剤も加えました。注意事項は、「調子が悪かったら、さっさと相談に来ること」と、休日出勤はしないで極力休むこと」の二点だけで、あとは経過をみながら考えることにしました。

柴胡加竜骨牡蠣湯は実によく効いて、とても感謝されました。イライラが二、三日でなくなり、仕事がはかどるようになったようです。

「いやあ、はじめはどうしょうか、さんざん迷ったんだけど、相談して本当によかった。同級生にこんな相談をすると、『意気地なし！』とバカにされるんじゃないかと思ったり、このまま休職して最後は退職かと考えて落ち込んだりしてたんだ。『休まなくても薬でなんとかなるでしょ』っていわれた時、正直なところ、後光の射した神様に見えたんだよ。患者になるってことは、本当に大変なんだよ」

清水さんはその後、順調におさまっていきました。建て前と本音を使い分けるのが苦手だったようで、現実と合わない建て前を平然と口にする人たちの中で苦労していたようです。そのためか、イライラが一番強くなるのは会議の場でした。

「前の晩にのみながら言っていたことと、全く逆のことを平然と会議で発言する奴がたくさんいて、はじめは腹が立ってしょうがなかったんだけど、精神安定剤を会議の前にのんでおくと、あまり腹が立たなくなって、なんとかやり過ごせるようになってきたみたいなんだ。まだ当分漢方薬ものんでいたい気分なんだけど、いつ頃になるといらなくなるのかね」

実際にはあまり長くは必要ありませんでした。清水さんは調子が良くなると、あまり遠慮せずに会議で発言をし始め、「無理なものはやれない」と主張したら、案外すんなりと通っていったからです。清水さんの調子が良くなったからうまくいったのか、生協が案外捨てたものでなかったからか、あるいはその両方かよくわかりませんが、とにかく清水さんについてはハッピーエンドです。

その後は、まわりの人のことで、ちょっとしたことを相談されたりしますが、ずっと柴胡加竜骨牡蠣湯と精神安定剤を大切に保管していて、「いざ」という時には一、二服のんで、事なきを得ているようです。

日本の世間一般の人たちは、無意識のうちに建て前と本音の使い分けをしていて平気なようです。「恐ろしい国だなあ」と患者さんの様々なエピソードを聞くたびに私は思います。

ケース④

アー、髪の毛が抜けていく

森田寛和さん（52歳）・エンジニア

森田さんの直接の訴えは、うつっぽいものではありませんでした。むしろ、皮膚科の領域の問題です。

「なにもわざわざ専門外の問題を持ち込まなくても」と思うのですが、森田さんのごく近所に、私のクリニックに長くかかっている女性の患者さんがいて、森田さんの話を聞いて紹介してきたのです。

五十二歳の男性には、どのくらいの頭の毛の量があれば標準なのか、私は専門外なのでよくわかりませんが、森田さんの初対面の印象は、髪が白く薄いために、かなり年齢より老けて見えました。背が高く静かな物腰の品のいい紳士という印象です。

「先生は初対面なのでおわかりにならないでしょうが、一年前にくらべて髪が細くなっています。抜け始めた頃の毛は、もっと太く黒かったんです。今は抜けた毛が白く細くなっています。円形脱毛症といわれた頃は、丸く抜けた部分が気になっていたんですが、最近は全体に薄くなり、地肌が透けて見えるようになりましたから、明らかに程度の差ではなく、質的な変化なのです。大量に抜け始めたのは昨年の秋からです。秋なので抜け毛が多いのかと思っていたら、洗髪の際に洗面器いっぱいに浮くほどになって、ギョッとしました。毎朝髪をとかすと、やはりバサッと抜けます。どんどん抜けてそのあと生えてくるのは細い白髪なので、このように薄くなってしまったのです。皮膚科では『年齢のためで抵抗のしようがない』といって、前と同じ薬しか出してくれません。薬が効いているかどうか、はっきりいって疑問です」

漢方薬の治療を考える場合には、患者さん本人が一番問題にしていること以外に問題がないかどうかが、重要なカギになります。皮膚科領域の治療の場合も、本人の体調、自覚症状を細かくチェックしてみて、何か問題があれば、そこを改善することによって、からだ全体のバランスをよくして、皮膚の問題が解決していくかどうかを見るのです。

ですから、「この病気には、この漢方薬」という、直線的なあてはめ方はできません。マニュアルがあって、その通りに薬を使っていれば治るというのならいいのですが、一人一人について、いろいろな方面から眺めて薬を考えなければなりません。とても時間と手間がかかります。

本来は、皮膚科専門医という医者たちが、難しい病気なら治すべきなのですが、実際には、通りいっぺんのマニュアル通りに内服薬を出して、副腎皮質ホルモン剤の軟膏などはチューブのままドサッと使い、患者はそのうち見限って他の医者に移っているというのが現実なのです。長く治りにくくなっている皮膚疾患に対して、皮膚科専門医というからには、本気になって漢方薬も使って治す努力をしてほしいといつも思います。

皮膚科の病気を考えると、いつもぐちっぽくなります。そのくらいいつも頭痛のたねなのです。とくに、皮膚の症状がほとんどすべてで、他に困った自覚症状のない場合などは、漢方薬を考えるとっかかりがありません。目の前の患者さんには気の毒なので口には出しませんが、おなかの中では「皮膚科以外の問題がないから、純粋に皮膚科の病気だ。私が苦労して治す筋合いじゃない」と考えて、ムカムカしています。でも、やはり聞き苦しいぐちに聞こえるんでしょうね。


森田さんの場合は、抜け毛以外の自覚症状として、ねつきが悪い、仕事中イライラする、疲れると口をきくのがおっくうになる。アルコールで下痢しやすいなどがありました。

森田さんはエンジニアですが、大手の家電メーカーに勤めて二十五年以上たち、部下が三〇〇人以上いる「技術系中間管理職」という立場です。会社への通勤はラッシュを避けるために、毎朝六時に家を出て、帰宅は夜九時頃という生活です。

森田さんは話していると、とくにうつっぽい感じはしませんが、病歴や会社の仕事、システムなどを説明する際に、とても細かく行き届いていて、真面目できちんとした印象を受けます。「管理職は自分でも向いていないと思いますが、年齢からいってやむを得ないと思っています。人間関係で問題があるわけではありません。皮膚科で円形脱毛症は精神的なストレスからくるといわれましたが、仕事上のものは逃げようがありません。小さなところなら、自分一人でやってしまえばすみますが、この年齢になって平社員で移動できるわけがありません。今の仕事を続けるしかないと思っています」

アルコールでよく下痢するのは、宴会が続いた時だそうです。男性によくある神経性下痢ではなさそうでした。

森田さんの希望で一通りの検査もしましたが、コレステロールが少し高いのと、血圧が高めなこと以外は何も異常はありませんでした。

おなかを触ってみると、年齢の割りには皮下脂肪が少なく、筋肉はガッチリついています。おへその左側から上にかけて動脈の拍動がありました。みぞおちと右脇腹にすこし固い部分があり、そこを押すとすこし苦しいといいます。

今まで西洋医学的には、薬をのんでいて効かなかったのですから、私としては漢方薬を考えるしかありません。円形脱毛症に桂枝加竜骨牡蠣湯《ケイシカリュウコツボレイトウ》を使って有効な場合がありますから、ガッチリした男性ですし、腹証も合いそうなので、柴胡加竜骨牡蠣湯《サイコカリュウコツボレイトウ》を処方してみることにしました。

抜け毛以外に、ねつきが悪いなどの症状がありますし、大勢の部下を抱えた中間管理職という立場は、口でいわないだけで、たくさんの苦労があるのだろうと思ったのも、柴胡加竜骨牡蠣湯を処方した理由です。

柴胡加竜骨牡蠣湯を初めてのんだ二週間の反応は、正直なところ、よくわかりませんでした。ちょうど宴会の重なる時期だったために、体調を崩したのかもしれません。

「薬のせいで下痢をしたのではないと思いますが、忘年会が続いて、この前の診察の日からで五回ありました。仕事の延長みたいなものです。大小ありますが、一日おきくらいにかなり酒ものみましたし、疲れますね。大量にのんだ翌日は下痢していて、その翌日は宴会というペースでした。こんな具合でしたから、もうすこし薬は続けてみないとわからないと思うのですが」

年末年始はかなり宴会が続きました。その間、平胃散《ヘイイサン》と五苓散《ゴレイサン》を下痢した時にのんでみたり、柴胡桂枝湯《サイコケイシトウ》に変更してみたり、下痢した時に半夏瀉心湯《ハンゲシャシントウ》を加えたりする微調整をしてみていました。

宴会の数が減りだしたら、柴胡加竜骨牡蠣湯単独で、からだ全体が落ち着き、イライラしなくなることがはっきりしてきました。そして、二カ月ほどたった頃、新しい黒い毛が生え始めました。

「このところ抜け毛が確実に減りました。生えてくる毛が硬くなってきたのがわかります。そのせいかイライラしなくなりましたし、よく効いていると思います」

森田さんとは別の時間に奥さんが面会に来たことがありました。話をしてみて、ア然としました。

「主人はもともと神経質で、身なりにも気をつける方でした。きちんと着ると若く見えるのが自慢でしたから、今度のことはショックだったようです。あんなにハゲてしまって、二十歳も老けこんだみたいです。みっともなくて一緒に歩けません。おじいさんと歩くなんてゾーッとしますでしょ。治るんでしょうか。原因はなんなのでしょうか」

日本人は欧米にくらべて、男性のハゲを気にしすぎるといわれています。欧米の映画を見ると、てっぺんが丸くハゲている人が大勢登場します。役柄からいって三十代かと考えられるのに、耳たぶの上五センチくらいにぐるっと毛が残っているだけというタイプのはげ方です。たしかに主役にはなっていませんが、堂々と映画に登場するのですから、欧米では日本より率も高く、市民権も得ているのだろうと思います。髪のたくさんある意地悪より、ハゲた気のいい親切な人の方がいいと、私は思うのですが。

森田さんの奥さんには、精神的なストレスによる円形脱毛症の一種なのだから、妻が「みっともない」と思っていることも大きなストレスを与えていることになる、会社の仕事も大変なんだし、同情の目で見ることが長年連れそった夫婦なら、まずやるべきことなのではないかと話しました。この奥さんの亭主の髪があろうがなかろうが、私はどうでもいいのですが、森田さんを私が治療している以上、大切な人なのです。でも、森田さんの奥さんが、話を理解したかどうかはわかりません。

それにしても、白髪としわにこだわる女性はお化粧でごまかしますが、男性の髪の毛の量はごまかしにくいから大変なのかと、その時、妙に納得してしまいました。

そんなこんなありながらも、森田さんの髪は順調に生えかわり、二カ月もすると相当に様がわりしたのがはっきりしました。その後は柴胡加竜骨牡礪湯をずっと一日二回くらいのペースでのみ続け、一年半ほどでほぼ完全に治りました。

森田さんの観察によると、悪かったのは冬で、最低気温が五度より下がると、抜け毛が多くなったそうです。体調が悪く、血圧が上がりそうな気配の時には、柴胡加竜骨牡礪湯を一日三回に増やし、早めに休息をとるようにしていると、無事なのだそうです。

ケース⑤ 元気印のゆううつ

古川順子さん（58歳）・主婦

古川さんはもともとはとても元気な人でした。高校時代はバスケットの選手で、結婚して育児が一段落してからは、地区センターの卓球教室と水泳教室に通い、試合にも出ていました。

子どもが中学生だった頃はとくに元気で、優秀な選手だったそうです。その頃のＰＴＡの仲間とずっとつきあいが続いていた関係で、私のクリニックに紹介されてきました。

紹介してきた人の話では、「更年期以来すっかり元気がなくなり、一緒に旅行をしたり、外食したりしていたのに、誘っても全然出てこなくなった。更年期障害と思って、婦人科に行ったり、精神科に通ったりしているが、よくならない。すっかり気落ちしていて気の毒な状態だ」といいます。

来院した古川さんは、標準的日本人の体型でした。ポッチャリしたまる顔で、全体にコロッとしています。ちゃんとお化粧はしていますが、表情があまり冴えません。初対面で緊張しているにしても、表情が生き生きと動きません。静かな話し方をします。

問題は、紹介してきた人のいう通り、更年期以来らしく、もう六、七年たつそうです。頭痛、手足の冷えが強く、耳鳴りがして疲れやすく、気分が晴れません。はじめは更年期に負けまいと外出もしていたのですが、最近は耳鳴りが気になり、外出するとドッと疲れるので、家に閉じこもりがちになっていました。

はじめは近所の婦人科にかかり、女性ホルモン剤の注射をしてもらったり、薬をのんだりしていましたがあまりよくならず、三年ほど通ってから紹介されて精神科にかかりました。軽い更年期の「うつ病」といわれ薬を続けていますが、はかばかしくありません。人間ドックは毎年一回受けていますが、血圧は正常、コレステロールと中性脂肪が高いだけで、他には異常は発見されていません。

診察してみると、古川さんのおなかは案外腹筋が張っていて、それほどポッチャリしていませんでした。

中年の女性のおなかは、外見よりずっと皮下脂肪がたくさんついているものです。とくにおへそから下にはどっさりついていて、「着るものでよくごまかすものだ」といつも感心します。最近の日本女性はとくに皮下脂肪が多い人が増えて、若くて細そうに見える人でも、たっぷりついていて驚かされます。

それにくらべると、古川さんは案外しまったからだをしていました。押して痛むところはありませんし、動脈の拍動もほとんど触れません。当帰芍薬散《トウキシャクヤクサン》の効きそうなタイプにはみえません。古川さんには、まず更年期の症状を何とかしようと考えて、温経湯《ウンケイトウ》を処方してみました。精神科からの薬はそのまま続けて、一緒にのみながら様子をみることにしました。

温経湯を二週間のんでみて、あまり体調に変化はありませんでした。ただ、古川さんは緊張がとれたのか、滑らかに状態を話せるようになっていました。

「この頃とくに気分が落ち込みます。主人や息子が心配してくれると、ますますだめです。主人は買い物や洗濯、料理までしてくれますし、車で外に食べに連れていってくれたりしますが、かえって、申し訳なくて重荷に感じます。主人は『今まで元気でたくさんやってくれたんだから、今は休みなさい』と言ってくれますが、このままどんどん何もできなくなるかと考えると、ますます不安です」

話の内容から、かなりうつっぽいと感じました。それに、感情に波があって、悪い日には何もしたくないし、イライラして怒りっぽくなるといいます。

更年期っぽい症状からのアプローチではなく、うつっぽい方からのアプローチに薬を変更してみることにしました。それに、温経湯がどうやら効かないようですから、古川さんはかなり虚証と考えた方がいいのかもしれません。

古川さんには桂枝加竜骨牡礪湯《ケイシカリュウコツボレイトウ》を処方しました。若い頃は元気だったとはいえ、かなり几帳面そうです。家族が心配してくれるのを、心底申し訳ないと感じるようですから、真面目すぎる育ち方をしたのかもしれません。

桂枝加竜骨牡礪湯は二週間でかなり手応えがありました。気分が楽になり、素直に感謝する気持ちになってきたそうです。

「この漢方薬をのみはじめてから、ねつきがよくなり、朝の気分がとても良くなりました。よく眠れたんだと思えるようになったのです。眠れると耳鳴りが楽になるようで、以前は一日中気になっていたのですが、夕方以外はあまり気にならなくなりました。この前いい忘れましたが、眠りが浅い時には、からだ中がかゆくなって、明け方にボリボリかいていたのです。かゆくて目が覚めることはなくなったようです」

古川さんは桂枝加竜骨牡蠣湯でしばらく様子を見ていたのですが、二カ月ほどたった頃に、精神科の薬をやめたいと言い出しました。

「ずっと同じ薬が精神科では出ていたんです。私の調子は全然変わらないので、まわりが心配していたんですが、精神科では『時間が来れば治る』といわれるだけで、そのままでした。でも、この頃は漢方薬でずい分楽になっていますから、精神科の先生にお断りをしようと思うのです。でも、何とお話ししたらいいかと考えたら、ドキドキして心配になってしまいました」

桂枝加竜骨牡蠣湯の効く人は、たしかに「くそまじめ」で融通の利かない人が多いのです。そのまま黙って逃亡すればいいのですが、真面目に悩んでいます。悩みを引きずって、また具合が悪くなるのも困りますので、私の悪知恵を授けました。

「あとで手紙を書いて送るのが、先方にも負担がなくていい。漢方薬で治ったなどというとカドが立つから、あまり落ち込まなくなって、元気にしているというお礼の手紙にすればいい」

これって、「ウソも方便」なのでしょうが、こういうウソのつき方を患者さんに伝授することが時々あります。他の科の医者にどう話したらいいかとか、検査や薬の上手な断り方、予約をキャンセルする時の口実など、すべて真実を語る必要はないのに、正直で真面目な人はヘドモドするのです。

ウソの内容は、他人が考えた方がうまく作れるものなので、それを事前に頭に入れておくと、緊張せずスラスラといくようです。

桂枝加竜骨牡礪湯の効く人はとくに真面目で、ごまかすのが不得手のようですから、時々こうした知恵を授けます。私は医者の心理はよくわかりますから、他人のことであれば、かなり上手に口実が作れるのです。けっこう楽しんでいるのですよ。

古川さんのその後はあまりアップダウンはありませんでした。ただ、時々かなりイライラして八つ当たりしたくなる時があるようでしたので、軽い精神安定剤も追加しました。それでほぼ順調に生活できるようになり、外にも出かけるようになっていました。

その次の変化があったのは、夏でした。気温が高くなったら、また顔がのぼせるようになり、手足が冷えるようになりました。冷房がきつい所ではとくに悪く、のぼせて頭痛がし、手足は冷えてジンジンします。デパートや電車などの冷房に入ると頭がボーッとしてきます。

虚証の女性のこういう「冷えのぼせ」と聞けば、まずは五積散《ゴシャクサン》を考えるのが当然なので、古川さんには五積散を追加しました。これはすぐに効いて、ずっと楽になりましたが、面白いことに「冷えのぼせ」以外に手足の脱力感がぐっと減ったとのことでした。

こうして古川さんはほぼ順調によくなっていったのですが、冬になるともっと冷えて、臨時に当帰芍薬散と附子《ブシ》を加えたりしていました。一年ほどたった頃には、桂枝加竜骨牡礪湯を一日一回のむだけでだいたい何とかなっていましたが、やはりいろいろ不器用なようでした。

古川さんが次につまづいたのは、息子さんが結婚した時でした。たしかに、気忙しくいろいろ大変なのでしょうが、古川さんの反応はかなり重症でした。

「本当は喜ばなければと思うのですが、ちっともうれしくないのです。息子の嫁さんや先方のお母さんに会った時は、顔が強ばっているのが自分でもわかりました。『よろしく』といわれても、ものわかりのいい姑になれるかどうか、とても不安です。私は料理が嫌いで、今まで何とかごまかしてきたんですが、身内はごまかせても、他人は無理です。嫁さんに料理を教えられません。家事もうまく教えられないと思います。すぐにダメな親なのがばれます。それがこわくて、ビクビクしていたら、ちょっとした音で飛び上がったりするので、主人から『早く先生のところへ行け』といわれました」

このときは、桂枝加竜骨牡礪湯を一日三回に戻し、精神安定剤ものんで落ち着きました。先方には「料理ができない。苦手だから教えられない」と正直に話すことを勧め、同居する予定だった息子さん夫婦は、急遽別居する方向に変えてもらいました。

古川さんは自分のありのままを話すのが、とても不得意なようです。社会一般の規範のようなものを自分にあてはめようとして、そこに届かないところがあると、心配になって身動きがとれなくなります。ちょっと問題があるとそれだけで大変になるので、ウソのつき方の指南も必要になります。

私が古川さんに送ったことば。

「料理が好きな人は料理が上手になる。運動が好きな人は運動が上手になる。どちらも才能。才能のない人に上手になれといっても、それは強制だから、ストレスになるだけ。好きじゃなくても適当にやって他人に迷惑をかけなければいい。通信簿をいつも気にしてるから疲れる。点が良くたって、お金が増えるわけじゃない。点をとるために生きているのではない」

通信簿の例えは古川さんにはよかったらしく、このところはまあまあです。ウソのつき方、あきらめ方、逃げ方などがやはり下手なのだろうとは思います。でも、正直でとてもいい人なんですけどね。料理だって、そんなに下手じゃあないのだろうと、私は思うのですが。

ケース⑥ もっと、もっとがんばりたい

前田美恵子さん（50歳）・主婦

前田さんはずっと長く会社に勤めていました。はじめはふつうの事務職だったのですが、仕

事についてからも勉強して、様々な資格を取ってきました。その資格を生かして、三十代からは同じ会社の中の秘書課に移動して、仕事を続けてきました。

前田さんの体調が悪くなったのは四十歳の頃で、眠れない、めまい、耳鳴り、下痢、動悸、手首の痛みなどが次々と現れ、カゼをひいて長く仕事を休んだりするようになりました。はじめは会社の診療所でみてもらっていましたが、手首の痛みや他の症状が長びいたため、大学病院を紹介され、そこで検査や治療を受けていました。

大学病院では膠原病の疑いがあるといわれ、しばらく経過をみていましたが、検査データが全体として落ち着いたため、心療内科にかかるように勧められました。膠原病はもう心配がいらないから、他の不定愁訴を治した方がいいという意見でした。

心療内科では「自律神経失調症」と診断され、精神安定剤などが処方されました。不安感はかなり減りましたが、めまい、耳鳴り、動悸、手首の痛みなどは軽くはなりませんでしたので、大学病院に通い始めて三年ほどで退職しました。四十五歳でした。

会社の上司や同僚は、「退職せず、休職してよくなったらまた働くように」とひきとめたのですが、前田さんは「中途半端に働きたくない。病気を治すことに専念する」といい張って、二十五年働き続けた会社を辞めてしまいました。

前田さんは仕事をしながら結婚し、子ども二人を生み育ててきていましたが、仕事をせずに家にいるだけの生活は、出産前後の産休以外には経験がありませんでした。
仕事を辞めたら病気を治すことに専念し、よくなったら今までやれなかった様々な趣味に挑戦してみようと、前田さんは計画していました。

そこで、最初は熱心に「自律神経失調症」に関する書物を読み、効きそうな健康法を取り入れ、いろいろな健康食品を試してみました。あちこちの薬局で勧められるものを試してみたり、漢方薬局から煎じ薬を買ってのんだりしました。心療内科には通っていましたが、精神安定剤をのめば眠れるようにはなるものの、精神安定剤をどうしてものみたくなかったのです。

漢方薬局からは、桂枝茯苓丸《ケイシブクリョウガン》、補中益気湯《ホチュウエッキトウ》などを勧められ、それぞれ一年間ずつ続けました。その間に止まりにくい咳が続いた時があり、小青竜湯《ショウセイリュウトウ》や半夏厚朴湯《ハンゲコウボクトウ》をやはり一年続けてのみました。

「漢方薬は一年間は続けなければ」と薬局でいわれ、効果がわからないまま続けていたのですが、結局どれも効いたかどうかはっきりしていません。

「まあ、こんなものか。精神安定剤に頼るよりましだし」

と思って、続けていたのです。

前田さんは半ば趣味のように、薬局をのぞいていました。大学病院の帰りに今までとは別の薬局に寄って、今までの話をしていたところ、その薬局の薬剤師に、私のクリニックを紹介されました。

「漢方薬の効き目はすぐわかるのだから、長々と効果がわからないままのみ続けるのは間違いだと書いてある。そう遠くないから、みてもらった方が早いと思う。効く薬がわかったら、またここで考えてもいいのだし」

前田さんが私のクリニックに来院したのは、退職後五年たち、五十歳の時でした。

前田さんは中肉中背、見るからに真面目そうな顔をしています。声はあまり高くなく、急かされたような早口でしゃべります。今までの病歴を細かくレポート用紙にまとめて持ってきていました。病気の経過、症状、検査データのあらまし、今までのんだ薬と期間、心療内科からの薬、煎じ薬などが、こと細かに書かれていました。十年分ですから相当な分量なのですが、それを私には渡さず、自分でしっかり握って早口で全部説明しようとします。

こういう説明の仕方などに性格が現れているのですが、見ていて要領が悪そうなので、途中でレポートを取り上げました。

「これ、こちらでもらってもいいですか？」

「あ、いいです。コピーしてありますから」

そんなら、初めから渡してくれればいいのにと思いましたが、それはともかく、人はそれぞれ様々で、観察していると面白いものです。

前田さんの初診の時の訴えは、たくさんの不定愁訴でした。頭痛、頭重、耳鳴り、肩こり、動悸、口内炎、下痢しやすい、疲れやすい、眠れない、カゼばかりひく、タンがよくでる、抗生物質、鎮痛剤で胃をやられるなど、ありとあらゆるものという感じでした。こういう患者さんは私のクリニックには多いのですが、ふつう一般ではたしかに心療内科なのだろうと思います。検査はさんざんし尽くしているようです。レポート用紙にまとめたものを見ても、この二、三年検査データに異常はありません。診察して薬を考え、効き方によってそのあとを見ていくことにしました。

前田さんのおなかは見るからに脂肪だらけで、ベッドに横になっても、こんもり膨らんでいます。皮膚は柔らかく、フワッとした感じの割に、腹筋が少し張っています。おへそのあたりには軽く動脈の拍動を触れます。痛むところはありません。

まず最初は柴胡桂枝乾姜湯《サイコケイシカンキョウトウ》を処方しました。経過が長く、不眠が続いていることと、腹証から考えたのです。

二週間のんだあとの感想は、「すこし手応えあり」でした。かなり眠れるようになり、夜ねる前の薬をすこし減らせたといいます。

「こんなに早く効果がわかったことは今までなかったんです。漢方薬だけで治せるんじゃないかと思って、希望が出てきました。本を読んで考えたのですが、酸棗仁湯《サンソウニントウ》はどうでしょうか。疲れやすいのですが、十全大補湯《ジュウゼンダイホトウ》は私にはだめでしょうか」

前田さんはやたらに薬好きのようです。それでいて精神安定剤を異様に嫌います。こういう偏見は巷に広く流布しているようで、それにこり固まった患者さんがけっこうたくさんいます。そういう人は、なんとなく頑固で考え方に融通が利かないように感じるのですが、私の偏見なのでしょうか。

酸棗仁湯は下痢しやすい人には不向きですし、十全大補湯が必要なほど消耗していないのではないかといいましたが、前田さんは使ってみたいと力説します。試してみて考えればいいことですから、柴胡桂枝乾姜湯に十全大補湯を追加して処方しました。

二週間たって来院した時の感想では、ダメなようでした。

「十全大補湯をのみ始めて、とても気分もよく動けるので、この二週間は休まずにカルチャースクールに通えました。うれしすぎて眠れないような感じの日が続きましたので、眠る薬は毎日のんでいました。動きすぎたせいか、ずっと下痢気味で、口内炎もたくさん出ています。下痢止めと口内炎の薬をいただけないでしょうか」

前田さん本人は張り切っているのですが、どうも論理に納得がいきません。このままでは、どんどん薬が増えていきそうです。十全大補湯をのむと下痢するようですし、妙に元気がですぎて動きすぎるのも気になります。

カルチャースクールは半日単位で毎週六回通っているそうです。卓球、水泳、料理、習字、ヨガ、ダンスの六講座ですが、休まず通わないと実力が落ちるので、大変だといいます。疲れるといいながら、どうしてこんなにたくさんの講座を取るのでしょう。私のような室内的怠け者からみると、異様に忙しい生活です。

前田さんは「効いた」と喜んでいますが、眠剤は必ず使っていますすし、下痢しますし、そのことを私が気にしている理由を説明して、薬を変更することにしました。

前田さんの生き方は、あれもこれもと欲張って、妙に自分にタガをはめたがっているようです。自分で自分を追い込んで、焦っているようにみえますし、話をしていると融通の利かない「くそまじめ」な感じが伝わってきます。

そんな印象と腹証から、桂枝加竜骨牡蠣湯《ケイシカリュウコツボレイトウ》をメインに考えました。胃腸がずっと弱かったようですし、疲れやすく力が出ないので、人参湯も加えてみました。

二週間後の感想は「手応えあり」でした。眠れるようになり、眠剤を時々ぬいても大丈夫でした。胃腸の調子はよくなり、食欲が出て、外食で油っぽいものを食べても下痢をしなくなりました。悪くなった症状は一つもありません。そのまま薬をしばらくつづけることにしました。

「とても調子はよくなり、食べ物が美味しくなりました。この薬は合っていると思うのですが、もう少し強い薬はないものでしょうか。ヨガをした後はくたっと疲れて何もできませんし、卓球や水泳、ダンスなどの後に別の習い事をしたいのですが、体験入学をしてみたら、疲れていて眠くなりました。前はこんなことはなかったんです」

二カ月ほどたって、かなり眠剤の必要がなくなり、薬の整理がついてきたと思っていた時の前田さんの意見です。

どうしてこんなに欲張るのでしょう。疲れたら休めばいいのに、昼寝をしたら文句をいう人がいるのでしょうか。

「昼間は家には誰もいませんし、私は何をしていてもいいのです。『以前より調子がよくなった』と主人はとても喜んでくれています。元気になったので、私はたくさん挑戦したいのです。家にいると何も進歩しませんから」

「からだを治すのに専念する」という最初の前田さんの話と食い違いますし、焦った感じばかりします。いろいろ聞いてみると、前田さんの感じる苦痛が見えてきました。

「ずっと働いていたので、料理がきちんとできません。料理教室で習った通りを作ろうとすると、三時間もかかるわりに見栄えも悪く、おまけに主人の口にあいません。家の中で料理をするより、外で働いたり、運動する方がずっとからだのために良いと思います。でも、疲れるので外に出られる時間は限られていますし、料理を毎日作るのはとても負担です。上手になろうと料理教室にも通っているのに、全然上達しません。カルチャースクールのあとのお昼は、どこの店のも美味しいのに、私の作るのはみんなだめなんです」

料理が苦手な人はとても多いようです。真面目にそれを気にして、うつっぽくなる人もかなりいます。気にしない人は、苦手でもまずい料理を家族に食べさせているのでしょう。でも、

「料理が苦手」なことをひけ目に感じて、うつっぽくなるのは、女性に限られています。世間の目、社会的に押しつけられた役割に縛られるからなのでしょう。

前田さんのカチカチ頭をほぐすのは、かなり大変でした。まださほどの年齢でなかったこともあり、生活の転換をした方がよいと思い、まわりと相談して仕事を再開することを勧めました。仕事に疲れながらカルチャースクールに通えばいいというのが、私の論理です。

この作戦は当たり、以前の上司の紹介で、近くの事務所で経理事務を半日担当することになり、働き始めたらたちまち調子がよくなりました。仕事を優先し、カルチャースクールは二つに減らし、料理にはあまりこだわらない生活になったので、気分が楽になったようです。

「これは今売り出し中のもので、行列して買ってきました」

今では時々、甘いものをお土産にぶらさげて来院するように、前田さんは変わりました。

ケース⑦ お母さんの顔

鈴木典子さん（39歳）・小学校教師

鈴木さんは小学校の教師です。七年前に夫を交通事故で亡くしました。年末の夜遅く、帰宅途中で車にはねられ、ひき逃げされました。犯人はまだ捕まっていません。その当時、鈴木さんは三十二歳で、二歳と五歳の男の子を育てながら、共働きをしていました。

子どもたちは二人とも、育休明けから保育園に行っていました。鈴木さんは実家のすぐそばに住んでいましたので、鈴木さんの母親、子どもたちのおばあちゃんが、夕方は保育園に迎えに行き、子どもたちに夕食を食べさせてくれていました。

小学校入学後は、学童保育に通い、現在は小学校三年生と六年生に成長しています。もう学童保育には行っていませんが、おばあちゃんの家には始終出入りしています。

鈴木さんは三十八歳の頃から体調が悪くなって、時々来院していました。生理不順はありませんが生理痛が強く、疲れやすく、カゼばかりひいていたため、当帰芍薬散《トウキシャクヤクサン》と十全大補湯《ジュウゼンダイホトウ》をのんで、なんとか持ちこたえながら働き続けていました。

鈴木さんは童顔で小柄なため、年齢よりずっと若く見えます。本当に子どもに好かれるだろうなあと感じさせる雰囲気を持っています。三十代後半の教師は、中堅どころというところでしょうか。最近の学校の教師の仕事は、授業時間はもちろん、報告文書等の事務的な仕事や、その他諸々で我々が想像するよりはるかに多忙です。子どもが好きで熱心なだけでは、とても通用しない状況になっています。

鈴木さんが来院する時は、学校がお休みの土曜日ですが、いつも待合室で持ってきた本を読んだり、大きなファイルを抱えたりしていました。「とても好感がもてる教師」と思っていましたが、いつも気の毒なほど疲れているように見えました。

六月末の平日の午前中に、珍しく鈴木さんが来院しました。固い表情をしています。私の前の椅子に座り、両手を拳に握って膝の上に置いたまま、ことばがなかなか出てきません。

「もう仕事が続けられません。私には能力がないんです。学級運営がメチャクチャなんです」

ここまで言って、鈴木さんの目からポロポロ大粒の涙がこぼれました。ことばを続けようとしても声が出ませんし、涙があとからあとから出てきます。

机の上のティッシュペーパーを渡して、涙がとまるのを待ちました。こういう場合、涙は一定の量が出てしまうと、不思議に止まるものです。ちゃんと泣いてしまった後の方がスムーズに話せますから、待てばいいだけなのですが、泣いた当人はバツが悪そうで、けっこう気の毒です。

「すみません。泣くつもりはなかったんです」

涙が止まってから、鈴木さんは話し始めましたが、要約すれば仕事を辞めたいということでした。

「問題な子がいるわけではないのですが、仕事がとても大変で負担になっています。授業を工夫しようと考えても、頭がまわりません。学級通信を書こうとしたら、昨日は何も頭に浮かばず、ボーッとなりました。授業中でも、子どもの顔を見ていてイライラするのを我慢するのが大変です。このところ、よく眠れません。眠っても、夜中に目が覚めて、いろいろと考え込んで、そのままほとんど眠れないんです。こんな教師は子どもに迷惑ですし、他の先生にも負担をかけっ放しですので、辞めようと思うのです」

鈴木さんは本当に思いつめた顔をしています。あまり良い状態ではありませんので、とりあえず休むことを勧めました。

「辞めるのはいつでも辞められるけれど、すぐに決める必要はない。調子が悪い時に考えると判断が狂うから、ひとまず少し休んでよく眠って、それから考えればいい。たぶん頑張って働いてきて、からだが疲れで満杯になったにちがいない。能力がないかどうかは、他の人に考えてもらえばいい」

その日は、それまでの経過と鈴木さんの性格から考えて、桂枝加竜骨牡礪湯《ケイシカリュウコツボレイトウ》と眠剤とを処方しました。「少しうつっぽいな」とは思いましたが、調子が悪かったらすぐ来院するようにいい、とりあえず一週間だけ仕事を休ませることにしました。

鈴木さんは、桂枝加竜骨牡礪湯をのみ始めたら気分が落ち着き、一週間休んだだけで、また職場に戻りました。ちょうど夏休みの直前でしたから、最後の忙しい二週間をなんとか乗り切って、子どもたちと一緒に夏休みに入りました。

教師は四十日間続けて休めると思ったら大間違いで、ふだんほど追いかけられないものの、いろいろな行事や出張、研修会などがつまっています。その夏は、行事の参加をはずしてもらい、なるべく休めるようにしてもらいました。二人の子どもたちは、おばあちゃんの家や親類の家で夕食を食べるようにして、鈴木さんはどこにも出かけず、横浜の暑い夏を過ごしました。

九月の新学期が始まり、鈴木さんは学校に行きはじめましたが、一週間で「とても続きそうにない」といって来院しました。

「まるで登校拒否の子どもと同じです。夏休みの終わる頃になったら、夜中に目が覚めるようになり、昼はイライラ落ち着きませんでした。新学期が始まったら、朝からドキドキして、吐き気がします。あまり食べられないまま出勤し、やっと午前を終わらせると、ぐったり疲れて、話す気力もなくなってしまいます。もう続きません。まわりの先生方は早く休むようにいいますが、私はやはり辞めたいと思います。迷惑ばかりかけているんですから」

今回も同じ説得をして、翌日から休むことにしました。今度は一週間ではなく、少なくとも十二月末までの四カ月間、なるべくは年度末までの七カ月間という見通しを、鈴木さんに伝えました。

今度の休み方は夏休みより徹底したものにしました。からだの病気やケガなどの場合は、休んだら家のことなどしないのが当たり前なのですが、女性、とくに子どものいる女性が休職した場合、子どもの世話や家事の負担を軽くすることがなかなかできません。まわりの目も気になりますし、肝心の当人が家の中で動きたがります。「日本は意識が遅れている。女性の地位が低い」とこういう時に痛感します。

鈴木さんは実家のそばに住んでいましたので、休みに入る時に鈴木さんの母親、兄さん夫婦に来てもらい、話しあいました。みんなで鈴木さんの病気を理解し、ちゃんと休めるように協力してもらうことと、鈴木さんが家の中で働きすぎないように注意しておいてもらう必要があったからです。

こうして、鈴木さんは休職しました。家の中のことは放っておいて、眠れるだけ眠る、休むことに専念するという約束をしました。薬は桂枝加竜骨牡礪湯を一日三回、眠剤、抗うつ剤の少量をねる前にのむようにしました。

休職したら、鈴木さんはただただ一日中眠っていました。子どもたちを学校に送り出して横になると、たちまち深い眠りに落ちます。昼頃目が覚めて御飯を食べると、また午後も夕方まで眠ります。学校から子どもたちが帰ってくると、一緒に実家に行き、夕食を食べさせてもらって帰宅すると、お風呂にも入らずに寝てしまいます。子どもたちは、おばあちゃんの家のお風呂に入ったり、自宅でお風呂を入れたりして、鈴木さんが眠ってしまっていると、戸締まりをして、それぞれ意外に規則正しく翌日の支度をして、母親を助けました。

眠ってばかりいる時期は、三カ月ほど続きました。

「こんなに眠っていていいのだろうかと思いながら、毎日眠っていました。眠れちゃうんです。

でも、はじめは眠りながら、からだ中が痛くてなんなんだろうと思いました。肩も腕も、背中も足も痛いのです。このごろやっと痛くなくなりました」

三カ月ほどしたら、鈴木さんの顔がずい分穏やかになりました。疲れ切った表情が消えて、本来の若々しい童顔が戻ってきました。

「昨日、子どもに言われました。『お母さんはこわい顔をしてたんだよ。遊んでほしくても、ずっと遊んでって言えなかったけど、遊んでくれそうな顔になってきたね』って。このごろ、子どもが私の顔色を見なくなったのに気がつきました。前は、私が忙しくて険しい顔をしていると、おびえていたんだって、やっとわかりました。私一人が大変だったんじゃなくて、子どもにも無理をさせてたんですね」

その後、鈴木さんは一年間休職して、職場に復帰しました。休んで半年ほどたった時に、鈴木さんが復職の話をしはじめたのですが、いざとなると、動悸や不眠の症状がまた出てくるため、休職期間を延ばしたのです。

その頃に、うつっぽさは消えてきても、夜の眠りが浅い状態が続きました。眠剤を増やさず、酸棗仁湯《サンソウニントウ》を桂枝加竜骨牡蠣湯と一緒に一日三回のむのを試したら、眠りが深くなり、昼間の調子もよくなりました。

鈴木さんは復職後、半年してからクラス担任も持って働いています。ただ、真面目すぎて思いつめるのは変わらないため、桂枝加竜骨牡蠣湯と酸棗仁湯を一日二回のみながら働いています。あまり眠剤はいらなくなっていますが、学期始めや学期末の忙しい時には、眠りにくくなるようです。

疲れがたまりすぎる時には、十全大補湯を適宜加えていますが、「漢方薬をのんで、元気をつけて働くのは邪道だ」といつも私は鈴木さんに言っています。日本人全体の働きすぎが治らないと、鈴木さんも治らないのかもしれません。

この不景気な日本で、女手一つで子どもを育てていくのは、容易なことではありませんし。

ケース⑧
しっかり者でも、疲れます

和泉恵子さん（61歳）・主婦

和泉さんは二年前までは、現役で働いていました。下の息子が結婚することになり、同居できるように家を建て替えたり、あれやこれやの準備が忙しいため、長く勤めていた司法書士の事務所を辞めたばかりです。

長年の仕事を辞めたばかりの時には、家の中でたまっていた雑事をどんどん片付けていたのですが、一年ほど前からイライラしてよく眠れなくなり、血圧が高くなっているのに気がつきました。

近所の内科の開業医にかかり、血圧降下剤と精神安定剤をもらいましたが、うまくいきません。おまけに血圧が下がらないのに、昼間はだるく眠くなり、夜は目がさえて眠れない日が続くようになり、いつのまにか体重が十キロ近く減ってしまっていました。

げっそりとやせた顔を見ると、心配することはみな同じで、夫に付き添われて総合病院で検査を受けましたが、ガンに関するものは全部否定され、血圧が高いこと以外は全く異常がありませんでした。

検査に異常がなかったため、高血圧の治療は元の内科に戻りましたが、体調は悪くなるばかりで、ずっと長く出ていなかった喘息発作まで起こすようになり、和泉さんにとっては経験したことのない悪い状態になっていました。

息子の結婚式を二カ月後に控え、双方の両親が顔を合わせた時、挨拶の後は和泉さんの病状に同情が集まりました。血圧が高いこと、眠れないこと、食欲がなく体重が減っていること、喘息発作まで出ていることなどを聞いて、結婚相手の娘さんの母親（竹下さん）が、和泉さんに私のクリニックにかかるように勧めました。竹下さんは更年期以来、時々調子が悪いとかかっていて、私とは顔なじみだったのです。

和泉さんは竹下さんに連れられて、私のクリニックを受診しました。事前にその話を竹下さんは私に打診していましたが、和泉さんについて診察室まで入ってきました。

「娘のムコさんのお姑さんですから、責任があるんです。治してあげてください。よくならないと、私の立場も悪くなるんですから」

額面通り受けとると、けっこう大変な脅しですが、竹下さんは和泉さんの緊張を解くために言ってくれたようです。これだけいうと、さっさと診察室を出ていってしまいました。

和泉さんは緊張していましたが、今までの病気の説明はとてもテキパキしていました。現在のんでいる薬、自覚症状などが、きちんとした字で問診用紙に書きこまれていました。血圧はこのところ、上が一七〇、下が九〇と一〇〇の間くらい、薬はカルシウム拮抗剤とベータ遮断剤の二種類をのんでいます。精神安定剤は軽いものでしたが、イライラは少しおさまるもののかなり眠くなり、逆に夜はそれを一錠のんで寝ても、三時間くらいで目が覚め、胸苦しくなってゼイゼイとともに咳が出ます。咳は一時間以上続き、このところ、かなり激しくなっていて、昼の咳は我慢できても、夜になるのがこわいといいます。

初対面で計った血圧は、一七二――一〇〇でした。もともと高いという話ですし、緊張しているのですから、無理もありません。動悸が少しするだけで、頭痛も首の後が張る感じもしないそうです。

おなかを触ってみると、最近やせたために皮下脂肪がほとんどありません。腹筋の張りはなく、柔らかく力がありません。みぞおちに冷たい部分がある他、おへそのあたりに動脈の拍動を触れます。夜の喘息発作のわりに、胸の呼吸音は悪くなく、ヒューヒューゼイゼイは背中側の一部で聴こえるだけでした。

血圧のコントロールは当面、現在のんでいる薬で済ますことにして、喘息について考えることにしました。和泉さんは眠れないより喘息の苦しさの方がこたえると主張したからです。

まず最初は、柴胡桂枝乾姜湯《サイコケイシカンキョウトウ》と半夏厚朴湯《ハンゲコウボクトウ》を処方しました。柴朴湯《サイボクトウ》という子どもや比較的丈夫な人に使う喘息の薬で、半夏厚朴湯と小柴胡湯《ショウサイコトウ》を合わせた薬がありますが、弱い人向けにする場合には、半夏厚朴湯はそのままにして、小柴胡湯を柴胡桂枝湯とか柴胡桂枝乾姜湯に取り替えます。年のいった人や弱そうな女性、長患いの人には最初から柴胡桂枝乾姜湯を使った方がうまくいきます。

柴胡桂枝乾姜湯と半夏厚朴湯をのみ始めたら、一週間もすると、和泉さんの喘息はずい分よくなり、夜中の咳はほとんど出なくなりました。咳は出なくなっても、不眠は頑固に残っていました。

柴胡桂枝乾姜湯にしても、半夏厚朴湯にしても、これだけで長年の不眠が治る人はたくさんいます。考えてみると、和泉さんは「長年の不眠」ではなく、この一、二年のまだ「なりたての不眠」です。病歴がちがいます。仕事を辞めたことと関係がありそうです。

生活の変化などについて質問をしていたら、面白い話が出てきました。

「主人は定年になってから家にいますが、私が働いていた時には、とてもよく家事をしてくれていました。仕事が終わる時に電話すると、帰りの買い物を私に指示してくれて、帰り着くと夕食がだいたい用意されていました。主人の好きなお刺身を買って帰って、一緒にビールをのんでいると、有り難くて有り難くて涙が出るほどでした。私が仕事を辞めて二年たちますが、いつのまにか主人は何も家のことをしなくなっていました。食欲がなくて食べたくない食事の支度を私がしているのに、茶の間にデンと座ってテレビを見ています。それを見ていたら急に悲しくなって、トイレで一人で泣きました。この頃、いろいろな時に悲しくなって、一人でよく泣いてしまいます。働いていた頃は『しっかりしている』とよくいわれていましたし、私自身も、男女の関係なく働いてきましたから、泣くとか気弱とか、考えたこともありませんでした」

和泉さんはうつっぽくなったのだろうと、この話から考えました。柴胡桂枝乾姜湯と半夏厚朴湯はまだ一週間分残っていましたから、喘息が出た時だけ使うことにして、基本的に使う薬は、変更することにしました。

次に出したのは、桂枝加竜骨牡礪湯《ケイシカリュウコツボレイトウ》です。これを一日三回のみ、精神安定剤はイライラした時だけにして、眠る前に軽い抗うつ剤をのむようにしました。

この変更はとてもよく効き、ほとんどの問題が解決しました。イライラしなくなり、食欲が出て、睡眠が安定しました。血圧は三日目には下がり始め、桂枝加竜骨牡蠣湯をのみ始めて二週間たった時には、上が一四〇、下が八〇くらいに下がっていました。咳の薬はのまないのに、昼も夜も喘息が出なくなりました。

「この頃、急に涙が出ることがあまりなくなりました。でも、昨日テレビを見ている時に主人が突然チャンネルを替えたんです。私が好きなドラマなのに、何のことわりもなく横に座ったとたんに野球にパッと切り替えました。私は腹が立って『ひどいじゃないの、勝手に替えるなんて』って言ったら、涙が止まらなくなって、そのまま主人の前でしばらく泣いてしまいました。主人はとてもびっくりしてポカンとしていました。私が主人の前で泣いたのは、初めてだったんです。『そんなこと、言えばいいのに。今まで言えないでいたの？』って言われて、気がついたんですけど、今まで私は一人で勝手に我慢していたみたいなんです」

和泉さんの話はこのあたりがヤマ場で、あとは順調によくなりました。喘息は出なくなりましたが、時々カゼをひきます。このカゼの時には、香蘇散《コウソサン》を一、二回のむと治ってしまうのがわかり、長びかなくなりました。

息子さんの結婚式、その後の同居などにも、みんなは心配しましたが、間に合いました。体重は徐々に増え、半年ほどで元に戻り、メデタシ、メデタシです。

その後は和泉さんは桂枝加竜骨牡蠣湯をのみ続け、二年後には一日一回くらいに減らしています。時々近況報告がありますが、お孫さんが生まれ、保育園に行かせるか、自分で預かるかで、ずい分悩んでいました。

和泉さんはこの年齢の人としては珍しく、四年制の共学の大学を卒業し、法務局にずっと勤め、結婚し、男の子二人を生み育て、そのために保育園を作る運動までしてきた人でした。ずっと頑張って働いてきたのですが、お孫さんのこととなると、保育園でなく自分が世話するべきかと悩むのです。

「息子は『血圧の高いお袋には預けられない』っていうんですよ。お嫁さんが何て思ってるか心配で、でも聞きにくいんです」

どこにでもある問題ですが、なかなか難問です。一つひとつ解決しつつ進めてはいますが、真面目な人の頭の中はなかなか切り替わらないのです。和泉さんにはなるべく自分を中心に考えるように、だんだん年取っていく自分たち夫婦のことを第一に考えてもいいのだと、ことある度に釘をさしています。

「年をとることは今までに経験のない難事業なんですからね」と。

Ⅳ　傷つけられた人たちの「味方」

抑肝散加陳皮半夏の効く人たち

このごろよく使うようになった薬に、抑肝散加陳皮半夏《ヨクカンサンカチンピハンゲ》がある。ずい分変な名前だし、漢方薬の本にもあまりのっていない。薬の適応症は「神経症、更年期神経症、不眠症、小児の夜なき」などとなっていて、眠れない、いらいらするときなどに使うという程度にしかわからない。

抑肝散加陳皮半夏を初めて使って驚くほど劇的に効き、その後いろいろな人に試してみるきっかけになったのが、高橋さんである。その時の効き方をみて、精神的な被害を受けてまいっている人によく効くのだということがわかった。その後、理不尽にいためつけられている人はたくさんいて、そういう人に会ったときには、まず「強力な味方になる」と宣言をしてから、抑肝散加陳皮半夏をのんでもらうのが、楽になる一番の早道だと思うようになった。

抑肝散加陳皮半夏の効き方がよくわかるようになってからは、患者さんから被害を聞き出すのが早くなった。自分がいじめられてプライドを傷つけられている話など、だれも自分の口からは言いたくないものである。加害者は他人をいじめてストレスを発散させているから、元気いっぱいなのに対して、被害者はいつも頭からそれが離れず、助けを求めて誰かにやっと打ち明けても、「そんなこと気にしないで、はね返していきなさい」と逆に叱咤激励されて、ますます落ち込んでいる場合が多い。いやなことは簡単には忘れられないし、繰り返されれば頭にこびりついて、眠れなくもなる。

不眠に悩んでいる人の中に、いじめられている被害者がかなりいると思う。患者さんの話を聞きながら「まわりにこわい意地悪な同僚はいませんか?」「その人って、反論すると逆襲してきて、いつまでも根にもつんじゃない？」などと問うてみると、突然に話の糸口がほぐれて、恨みつらみが堰を切ったように吹き出てくることがよくある。我慢、反省ばかりを教えこまれて育ち、反撃したり異論を唱えるのが苦手な人が、被害者になりやすいように思う。

それにしても、今の日本はいじめっ子がのさばりやすい構造なのだろうと考えると、いやになってしまう。

ケース①

夫の浮気

高橋美智子さん（54歳）・主婦

高橋さんは主婦とはいっても、自営業の夫の事務所を手伝っています。自宅から少し離れた事務所の経理に関する仕事を高橋さんが全部やっています。高橋さんはふだんはあまり病気をしません。スギ花粉症の季節になると点眼薬や点鼻薬、小青竜湯《ショウセイリュウトウ》などが必要になるために来院するくらいです。

そんな高橋さんが、九月に来院しました。突然血圧が高くなったのだといいます。生命保険に入ろうとしたら、かなり血圧が高かったのです。

「今まで定期的に人間ドックを受けていましたが、異常は全然ありませんでした。ずっと低血圧でしたし、血液検査もひっかかったことはありません」

たしかに血圧は一五六―九二とけっこう高くなっています。すこし会話をしたあとで、もう一度はかってみても、やはり同程度に高いままです。いろいろ聞いてみると、ひどい頭痛の他、始終イライラし、ねつきが悪く、夜中に何回も目が覚めるので、眠った気がしないといいます。基本的な検査をしたあと、降圧剤は様子をみて使うことにして、一回目は終わりました。

血液検査などには異常はありませんでしたが、一週間たっても血圧はほとんど変わらず、高いままでした。不眠も以前はなかったのに、頑固に続いていますし、なんとなく険しい顔つきをしています。

「何かお家の中で困った問題でも起こったのですか？　心配事で血圧が上がることもあるのですよ。眠れなくなっているし、いやなことがあったんですか？」

ちょっとカマをかけて質問してみたら、高橋さんは口を「への字」に曲げて、しばらく黙っていました。ややあって決心したように話しだしましたが、途中から涙がポロポロ流れて止まりません。そこで出た話は概略次のようなものでした。

「伝票の整理をしていて、新しい電話設置と不動産屋への支払いがあるのに気がついた。夫を問いつめたら、若い女性事務員のために部屋を借り、電話を一本引いたことがわかった。通常の従業員の扱いと異なると指摘したら、その女性事務員との関係を白状した。夫は『これは単なる遊びで、一時の浮気である。彼女との関係はすぐに精算する。隠していて悪かった。妻に不満があったわけではなく、ほんの出来心である』と私に手をついて謝り、その後すぐにその事務員をやめさせ、借りていたアパートも引き払った。それで一応許したのだが、やはり、夫の顔を見ると腹が立つ。一回謝ったら、あとは全部忘れたような顔をしている。私がいつまでも面白くない顔をして、イライラしていると『もう謝ったじゃないか。いつまでも根にもつな』とこのごろは居直ったようなことをいう。姉や母に話すと『浮気をされたのは、あなたにも悪いところがある。本当にちゃんとした妻なら、夫は浮気しないはずだ。また浮気されないように、もっと優しく尽くしてあげる気持ちが必要だ』と逆に叱られてしまった。でも、いまも想像すると腹が立ってムカムカし、眠れないとなおさら思いだして悔しい」

血圧はともかくとして、イライラとムカムカが少なくなった方がいいのは確かです。

高橋さんのおなかは、触ってみると腹筋が張っていて、おへその上の左側あたりに大きくドキンドキンと腹部大動脈の拍動が触れます。こういうはっきりした強い拍動は特徴があり、使うとよさそうな漢方薬はかなり限定されてきます。

本で調べてみると抑肝散加陳皮半夏の項目に、ちょうど同じようなおへその左上に大きな拍動が示してあり、「不眠、興奮」などと書いてありました。初めて使う薬でしたが、腹診と状況が合いそうだと思いながら高橋さんに処方してみました。

「とにかく被害者はあなたなのだから、怒っていて当たり前で、とやかく言われる筋合いはないでしょ。頭にきているのが主な原因なのだから精神安定剤が必要でしょうし、夜はそれをのんでねた方が落ち着くでしょう。抑肝散加陳皮半夏《ヨクカンサンカチンピハンゲ》というのが効くかもしれないから、のんでみてください。イライラ怒りっぽくなっているのに気がついたら、その時は精神安定剤ものめばいいんじゃないかしら」

結果は本当に劇的に効き、高橋さんと二人で感激してしまいました。イライラが激減。一緒にだした軽い精神安定剤はねる前には使うのですが、抑肝散加陳皮半夏をのんでいると、「許しがたい」という気分は同じでも、目が吊り上がって自分が壊れそうに頭にくる気分はなくなるのです。

抑肝散加陳皮半夏をのみはじめて二週間したら、高橋さんの血圧はほとんど正常に戻っていました。精神安定剤も予想よりずっと少なく、夜一回だけで済むとのことでした。

高橋さんの場合には、その後には波乱がなく、だんだん薬がいらない状態になっていきました。少し落ち着いてきた頃に笑いながら、

「今度のことで、自営業の妻って損だなあと思いました。弁護士と相談して、うちの財産を私名義にどんどん書き換えとこうかと思ってるんですよ」

高橋さんは、少し落ち着いてきた頃に笑いながら、こういっていました。どのくらい実行し

たか、その後は聞いてはいませんが。

ケース② こわーい兄嫁

高木裕子さん（51歳）・主婦

高木さんは、静かで優しい笑顔の「理想の妻、母親」タイプです。もう長いつきあいですが、話しかたも内容もゆったりしています。お子さん二人が喘息とアトピー性皮膚炎だったのですが、最近はだいたい落ち着き、高木さん自身の生理痛や強い冷え、アレルギー性鼻炎のために、ときどき薬の補充に来院するくらいのつきあいになっていました。

高木さんの最初は大変だったのですが、当帰四逆加呉茱萸生姜湯《トウキシギャクカゴシュユショウキョウトウ》をのむようになってから落ち着き、それ以来ずっと当帰四逆加呉茱萸生姜湯と附子《ブシ》を一日に一、二回のみ、アレルギー性鼻炎に対しては、必要な時に小建中湯《ショウケンチュウトウ》、桂枝湯《ケイシトウ》、麻黄附子細辛湯《マオウブシサイシントウ》を適宜組み合わせて対処しています。以前はよくカゼをひき、咳が長びいて困っていたのですが、最近はほとんどカゼをひかなくなっていました。

そんな高木さんが、珍しくカゼが長びき咳がおさまらないといって来院しました。すこし元気のない表情です。ちょうど年齢が更年期にさしかかるころなので聞いてみると、ひどく疲れやすく、イライラする、時々からだが熱くなる、眠れないなど、以前とちがう自覚症状が出てきていました。

たしかに更年期によくある症状です。そこで、急に熱くなる、顔がのぼせる（ホットフラッシュ）という症状に対して、五積散《ゴシャクサン》を出してみました。

五積散はとてもよく効いて、ホットフラッシュがなくなり、カゼっぽい症状もよくなりました。これはすぐに解決しました。

高木さんはまだすこし浮かない顔をしています。眠れないので眠剤が欲しいといいます。これは以前にはまったくなかったことです。

「実は実家の母の具合が思わしくなくて、いろいろと大変になっております」

これもこの年代にはよくある話です。

高木さんの父親は三年前に亡くなり、母親が一人になったために二年前に家を建て直して、長男夫婦と同居するようになっていました。長男夫婦の子どもはすでに独立していましたから、高木さんの母親（七十五歳）と長男夫婦の三人暮しになったのだそうです。

はじめはお母さんは二階の部屋だったのですが、転倒して骨折したあと、階段が大変だからと一階の部屋を使うようになっていました。骨折の回復はよく、日常の生活には支障がないくらいに回復したのですが、その頃から腰や肩、膝などあちこちが痛むようになりました。血圧も少し高くなり、内科や整形外科に通っています。しかし、血液検査やレントゲン検査では、特別に大きな異常はなく、年齢相応に骨がうすくなっていることや、膝の関節や背骨に変形があるといわれた程度でした。

高木さんの母親は日常の様々なことを細かく電話してきます。骨折以後は病院通いの話が多く、「あっちが痛い、こっちが痛い」と始終いっています。

高木さんは四人兄弟で、妹が二人いますが、長男であるお兄さんと高木さんが三十分くらいの距離、他の妹二人は他県のすこし離れたところに住んでいます。お母さんはこの二人にもからだの具合の悪い話を電話しています。

高木さんは、母親はお兄さん夫婦に任せて、あまり口出しをしないようにしていたのですが、妹二人から「すごく痛がっているから、ちょっと様子を見にいってよ」といわれて、一、二カ月に一回、母親のところに行くようにしていました。お母さんは高木さんの顔をみると痛む話を延々と続け、帰る時には「この次に来る時には『○○屋の△△』を買ってきてちょうだい」と必ずいい、妹たちには「今日来てくれたから、食べたいものを頼んだ」とすぐに電話で報告するのです。

ちょっとした騒ぎになったのは、二カ月ほど前に兄夫婦が一泊の旅行に行き、母親が一人になった時のことでした。

「からだの自由のきかない私を置いて旅行に行った」

という電話が、夕方お母さんから高木さんにかかり、夜になると妹二人から「動けないお母さん一人を置いて旅行に行ったのよ」と電話があって、高木さんはお母さんのところへ出かけました。

実際には、食事の準備も全部してあり、温めて食べればいいようにわかりやすくなっていました。お母さんはテレビを一人で見ていましたが、高木さんの顔をみると「不自由だし淋しいから、今夜は泊まっていって」といい、翌朝になると「腰が痛い、動けない」といいだしました。いつも通っている整形外科へ連れて行きましたが、「特別な変化はない」といわれ、母親も「いつもこのぐらい痛い。でも、病院には連れて行ってくれない」とケロッとしていました。

その日のことは、兄さん夫婦あてに手紙に書いて高木さんは帰りましたが、夜になって、帰宅したお義姉さんから、すごい剣幕の切り口上で電話がかかってきました。

「お姑さんのことは私たちに任せてください。留守中にこそこそ来て、病院に連れていっても結局何もなかったでしょう。お姑さんはいつもああなんです。本当に大変になったら、ちゃんと私から連絡しますから、簡単に真に受けないでください」

高木さんはそれにこりて、母親に直接手を出すまいと考えたのですが、母親からは「痛いのになにもしてくれない。好きなものも食べさせてくれない。〇〇を食べたいから持ってきて」

と電話があったり、妹二人からは「お母さんが裕子が来てくれないってこぼしてたわよ。二階の明るい部屋から、日当たりの悪い下に移されて、すごく冷遇されてるって言ってるし」などと始終電話がかかってきます。

意を決して高木さんが母親に会いに行くと、その場では何もなくても、後で必ずお義姉さんから苦情の電話がかかってきます。

「そんなこんなで、どうしたらよいかわからなくなってしまいました。母や妹があれこれ言うので行くだけなんですが、お義姉さんはとてもいやがります。でも、私の母ですから電話が来ると私は気になります。兄はほっとけといいますが、私はみんなの間にはさまって悩んでいるうちに、ゆううつで全然眠れなくなってしまいました」

以前なら、こんな場面ではいっしょに悩んだところなのですが、抑肝散加陳皮半夏《ヨクカンサンカチンピハンゲ》を使えるようになってからは、あまり悩まなくなりました。医者が、行司役とか裁判官をする必要はないのです。悩んでいる人が良くなればいいのであり、自信を取り戻して調子がよくなれば、解決の目途がついていくのですから、それに任せればいいのです。

高木さんはまわりから「やいのやいの」いわれて、ノイローゼ状態でした。でも、とにかく被害者なので、抑肝散加陳皮半夏と軽い精神安定剤を出しました。

「あなたのしたことは悪くない。人がいいので、みんなが言いたいことを言って、使いたいように使っているんでしょ。とにかく、気を静めてよく眠って体力を取り戻さないと、やられっぱなしになる。反撃はあとでいいから」と。

抑肝散加陳皮半夏は非常によく効いて、その夜から眠れるようになりました。あれほど頭にこびりついていたのに、ねる時にあまり気にならなくなり、翌日からは気分も楽になったそうです。

「お母さん、調子がよくなったみたいね。笑うようになったし、顔色もよくなったし」と、二、三日して子どもからも言われたそうです。

抑肝散加陳皮半夏をのむようになってからは、悩んでいたのがアホらしくなるくらいに気分が楽になり、「電話で泣きついてきたら、なだめればいいんだ。聞くだけでわざわざ行かなくてもいいし」と思えるようになり、そうなってからは義姉との関係も、あまりギクシャクしなくなったそうです。精神安定剤はほとんど使わないですんだそうです。その後一年以上たちますが、抑肝散加陳皮半夏は、誰かが長電話をしてきた後でのんでおくようにしているそうです。

「初めはお義姉さんがこわくていやでしたが、今はそうでもありません。母も妹もみんな勝手に私に言いたいことを言って、動かそうとするのだと考えるようになって、すこし突き放して見ることができるようになったようです」

こういう話は、日本中にたくさんあるのでしょうね。敵味方に分かれてチャンチャンバラバラやっていても、いいことはありませんし、みんなで言いあっているうちに、こんがらがってしまって、混乱の元がわからなくなってしまうみたいです。

ケース③ 義母からの電話

安田みちるさん（35歳）・主婦

安田さんは夫と子ども二人の四人家族。丘の上のマンションに暮しています。下の子が小学校に入学し、時間的な余裕ができたので、何か仕事をしようかと思っていたところ、胸がつかえるような感じがするようになり、近所の人に紹介されて来院しました。

「いつも胸のあたりがつっかえたような感じがします。食道ガンではないかと思ったのですが、近所の友達が同じ症状で、耳鼻科や内科で治らなかったのを治してもらったという話をきいて来ました。主人の会社の家族健診で胃のレントゲンは受けていますし、その友達も何軒も病院を回るのは損だというものですから」

「胸やのどがつまる」という訴えはよくあります。たいていは病院の内科でレントゲンや食道の内視鏡の検査を受け、耳鼻科でも咽頭鏡などで見てもらい、「異常なし」といわれていることが多いものです。「なんともない」といわれて安心してそのままで済む人もいますが、症状が続くので心配になって、他の病院にかかって検査をまた受けるという繰り返しをしている人もけっこういます。

安田さんの場合も、「ガンではないか」という不安感をかなり強くもっていましたので、耳鼻科と消化器の検査は受けてきてもらいました。両方とも何も異常はありませんでしたし、血液検査などでも、軽い貧血があった他は、異常は全然みつかりませんでした。

自覚症状としては、胸がつかえることの他には、疲れやすい、胃がもたれる、便秘しやすい、手足の冷え、生理痛、ねつきが悪い、アレルギー性鼻炎（とくにスギ花粉症）などがあり、おなかを触ってみると、全体にフニャッとした柔らかい感じと、おへその左側のすこし上あたりに、ドキンドキンとした拍動がありました。当帰芍薬散《トウキシャクヤクサン》が効きそうなおなかだと思いましたが、今は一番問題なのが「胸がつかえる」ことです。そこで、胸のつかえとおへその横の拍動とを手がかりに、半夏厚朴湯《ハンゲコウボクトウ》を処方してみました。

半夏厚朴湯はかなりよく効き、のみ始めてすぐに胸のつかえが楽になり、二週間後に来院した時には、ほとんど気にならなくなっていました。しかし、疲れやすい、イライラ、ねつきが悪いという症状はあまり変わっていません。今までに眠剤や精神安定剤はのんだことがないため、「そういうものには、なるべく頼りたくないのです」と安田さんはいいます。

安田さんと話してみた印象には、あまり神経質そうなかんじはありません。食道ガンを心配していましたが、ちょっとの症状からどんどん心配を広げていく「取り越し苦労」タイプとはちがうようです。こういう場合は精神安定剤がすこしあれば眠れるのではないかと思い、疲れやすいのと生理痛に対して、はじめに考えた当帰芍薬散を処方し、ひどくイライラして眠れない時にと、ごく軽い精神安定剤を処方しました。半夏厚朴湯は「胸のつかえ」がでた時だけということにしました。

つぎに来院した時にも、安田さんは元気のないさえない顔つきをしていました。

「当帰芍薬散をのみ始めたらからだが軽くなり、疲れが楽になったように感じました。うれしくなってきちんと三回のんでいたら、確かに冷えもよくなったと思います。ただ、眠れないのは相変わらずで、精神安定剤をのまないで様子をみていたら、昨晩はとうとう一晩中眠れませんでした」

一晩中眠れないというのは、今までなかったそうです。当帰芍薬散をのみ始めて睡眠の状態がおかしくなったのでもなさそうです。安田さんはいいにくそうに話しだしました。

「昨晩は遅くなって主人の母から電話がかかってきました。岡山に一人で住んでいるのですが、昼間にも私のところにかかってきて、私立中学を受けさせるために塾を選べとか、家庭教師をつけろとか、子どもの受験についていっていってきました。夜の電話は十一時すぎでしたが、私がでると『誠治に電話するようにいってくれって、昼にいったでしょ。ちゃんと伝えたの?』ってそれだけいって切ってしまったんです。そのあと主人がこちらから電話して、三十分くらいしゃべっていました。電話の終わるまで待っていましたし、主人が『いや、たいした電話じゃないよ。今日、明日の用じゃないし、いつもの調子だよ』というのを聞いたら、なんだか腹がたつのと悲しいのとで、そのあと全然眠れなくなってしまったのです」

安田さんの夫は三人兄弟です。岡山に実家がありますが、妹二人はそれぞれ結婚して広島と大阪に住んでいます。息子は安田さんの夫一人ですが、東京の大学に通ったため、高校卒業後からずっと「息子は東京に行ってしまった」かっこうになっています。東京に本社がある会社に就職し、埼玉県出身の安田さんと結婚して子どもが二人生まれ、四年前に現在のマンションを購入して住むようになったのです。

岡山の両親はしばらく二人で暮していたのですが、一年前に急に父親が心筋梗塞で亡くなり、母親一人になってしまいました。長年住み慣れたところであることと、将来、子ども三人のうちのだれかが戻ってくるだろうからと、母親は一人暮らしを選びました。まだ六十五歳で元気ですし、子ども三人がそれぞれすぐに一緒に住める条件がなかったのです。

一年前のお葬式以来、お盆、お彼岸、お正月、ゴールデンウィークと、安田さん一家は岡山まで「帰って」います。交通費が大きい上に、「長男だから」と何回もみんなで顔を出すのが当たり前のように言われるのが、安田さんにとって釈然としません。それに、岡山にいる時には、休む暇なく食事の支度、買い物、法事などの準備に追い回され、横浜に戻ってくるとドッとたまっていた疲れが出て、二、三日動けなくなってしまいます。
横浜に戻っている時には、母親から息子に毎日のように電話がかかってきます。たいてい夜の十一時すぎで、安田さんが出ると「誠治にかけるように伝えて」とだけいって、切れてしまいます。それでいて安田さんから岡山に電話をしないでいると「あの人は電話もしてこない。電話するようにいいなさい」と息子にいうのです。

安田さん自身は用がなくても用を作って、週に一回は岡山まで電話をするようにしています。最近は一周忌の準備のためにこまごまとしたことを義母が気にしています。事務的にリストアップしていけば、いき違いや落ちもないのですが、義母は一つ一つ電話で話し、思い出したからといって、深夜に電話してくるというペースなので、安田さんはすっかり電話嫌いになってしまいました。そんな中での今回の来院だったのです。

「主人の母親はしっかりした人なので、自分で決めたことを私に全部命令します。法事の日取り、招ぶ人の数、接待の内容、お寺への支払いなど全部決めるのですが、支払いはうちがまず全額払い、後である程度を払ってくれます。でも、『長男だから』と分担させられる割合が半分くらいはあるのに、内容に口は出せません。主人に『そんなに負担できない。うちの収入のことも考えて』といったら、『そんなみっともない』と怒られました。一周忌が近くなり、電話の度にイライラします。したくもないのに、電話しなければお姑さんの機嫌が悪くなって嫌味を言われますし、また岡山に行かなければならないのかと考えるだけで、ドキドキしてきます」

こういう状況の中で眠れなくなっていたわけです。眠れないと疲れがとれないし、電話の呼び出し音にビクッとし、岡山の義母の声だけでイライラし、さほどのことでなくてもカッとするようになっていました。

こういうのも、いじめられているといえる状況なので、さっそく抑肝散加陳皮半夏《ヨクカンサンカチンピハンゲ》を処方しました。かなりイラついているので軽い精神安定剤も一緒に処方しました。

本当に感激するほどよく効くもので、抑肝散加陳皮半夏をのみ始めたとたんに、眠れるようになったそうです。精神安定剤は昼間になんだかイライラして、椅子の脚を蹴りたくなった時にのんでみたら、五分もしないうちに蹴りたい気分が消えたそうです。

「あ、薬ってこういうふうに効くのかって不思議な体験をした気分です。考えてみると、すごくイライラしていたのだと思います。子どもが何かいった時に『何？』ってきつい声で答えていたようですし、ドアをわざわざバンと閉めたり、当たれる物があれば、それに当たって、イライラを解消していたようです。漢方薬をのみ始めてから、八つ当たりしたい気分が減りましたし、イラついてきたと思った時に精神安定剤をのむと、だいたい治まります」

抑肝散加陳皮半夏をのむようになってから、疲れがたまらなくなったそうです。生理痛は、生理の前後一週間ほど当帰芍薬散をのんですごすというペースで大丈夫になりました。体調がよくなると、その後のスギ花粉症の季節になっても、あまり気にならない程度に軽くなっています。

岡山の義母との関係は、良好になったわけではありませんが、安田さんがイライラしなくなった分だけ対処が楽になり、なんとか一周忌を済ませたそうです。その後二年たちますが、安田さんが抑肝散加陳皮半夏をのむ量は、めっきり減っています。

「一週間に一回は『お元気ですか？』というような時候の挨拶みたいな電話はしています。けっこう気が楽になりましたし、家族のことを報告すればいいと割り切れるようになりました。主人は夜遅く長電話をしていますが、放って寝てしまえるようになりました。お姑さんも一人暮らしに慣れてきたのだと思います。岡山にかかるお金は、諦めて予算に組むようにしたら、前ほど気にならなくなりました。私が半日のパートに出るようになって、少しお金が入るようになったのと、忙しいのでかえって気にならなくなったのだと思います」

ケース④ ドキドキ園長

青山三枝子さん（51歳）・保育園園長

青山さんは知り合いの小児科の医師を通じて紹介されてきました。

「神経疲労が抜けず、カウンセリングを受けているが、一向によくならない。総合的な漢方治療はできないか」という内容でした。

初めて会った時、青山さんはお化粧はしていましたが、顔色は悪く、一見して表情がひどく暗いのが気になりました。園長らしく折目正しいきちんとした話し方で、レポート用紙に横書きで三枚、こまかくきっちりと書いた病歴を持ってきました。今までに使った薬も列挙してあります。

それによりますと、青山さんは短大を卒業後、保育士として公立の保育園に採用され、三十七歳の時に保育士出身としては市で一番若い年齢で、園長に就任しました。現場出身の女性の園長ということで、みんなから祝福され、期待もされ、本人も意気込んで園長職に就きました。

ところが緊張しすぎたからか、園長になった直後から激しい吐き気が続き、職場でも、家庭でも嘔吐を繰り返す日が続きました。内科、心療内科などでみてもらい、「不安神経症による嘔吐」と診断されましたが、嘔吐は三年後に他の保育園に転任するまで続きました。

新しい保育園になってから嘔吐は止まりましたが、園長業務と現場の保育の両方を必死でこなしているうちに、背中から肩にかけての痛み、腰痛がとれなくなり、鍼マッサージに通うようになりました。その痛みは十年たっても続いています。

四十五歳の頃から、からだだけでなく、精神的にも疲れ果てたと感じるようになり、イライラして眠れなくなったために、大学病院の精神科にかかりました。中間管理職によくある「サンドイッチ症候群」「抑うつ状態」といわれ、治療を受けましたが疲労はとれず、はかばかしくありません。他の大学病院の精神科にも行き、漢方薬なども処方されましたが、あまり変わらず、疲れ果てた気分のまま働いていました。

二年前から、大学の紹介でカウンセリングを受け始めました。一カ月一回ほど通っていますが、きわだった効果はありません。カウンセラーの勧めで「自分史」を書いていますが、「なぜ保育士になったのか」のところで止まってしまい、先に進めなくなっています。

私のところを紹介されることになったきっかけは、大学病院の外来待合室で偶然、保育園児の親である小児科医に会ったことからです。話をしているうちに「働く女性に理解があるから、相談してみた方がいい。漢方治療を本格的にしてみたらどうか」と、紹介されたそうです。

来院した時の青山さんの悩みは、眠れないことが大きなウェイトを占めていました。眠剤、抗うつ剤などを長く使っていましたが、気分は晴れず、眠りの浅いのが苦痛でした。疲れはたまりっ放しでだるく、午後に事務的な仕事で机に向かうと、眠くて眠くて居眠りが出そうになります。こんな時は考えもまとまらず、能率も上がりません。「夜、ぐっすり眠りたい」というのが、青山さんの最大の望みでした。

青山さんはすでに様々な検査を受けていました。血圧は低く、やせ型、検査データで問題になるところは全くありません。軽い耳鳴りがあり、聴力がすこし落ちているとのことでした。

診察をしてみると、おなかは柔らかく、筋肉も脂肪も少なめで、頼りない感じです。おへその左側に動脈の拍動がドキンドキンと伝わってきます。

治りにくい長い経過であること、話す内容は明快でうつっぽくないこと、耳の問題があることなどから、柴胡桂枝乾姜湯《サイコケイシカンキョウトウ》を使ってみようと思いました。長い経過の眠れない人に、柴胡桂枝乾姜湯がとてもよく効くことが、けっこうあるのです。それに加えて、疲れ果てているので、体力を補強する目的で、十全大補湯も一緒に処方してみました。

二週間のんでみた結果は、「からだがとても楽になるため、つい働きすぎてしまい、週末はダウンしてしまった」ということでした。

漢方薬をのみ始めて楽になり、うれしくなって余分に働いて、またつぶれるパターンの人はずい分たくさんいます。ちょっと楽をすればいいのに、「あれもこれも」と貧乏性に働いてしまうのです。「できるけれど、我慢して休む」には、強い意志が必要なのです。

柴胡桂枝乾姜湯をのんでも、睡眠障害についてはほとんど変わらず、改善されていませんでした。「効かなかった」ということでしょう。やはり眠れるようにするカギは何かを中心に考えた方がよさそうです。

以前に大学病院で処方されていた漢方薬は、桂枝加竜骨牡蠣湯《ケイシカリュウコツボレイトウ》と酸棗仁湯《サンソウニントウ》でした。両方とも三カ月ほど続けてのみ、全然効かなかったといいます。でも、私の偏見なのか、青山さんは「くそ真面目な園長」という印象が強くします。桂枝加竜骨牡蠣湯がいかにも効きそうなのに、なぜか効かなかったといいます。

一体、なぜそんなに眠れなくなるのか。責任感が強くて、真面目に仕事をしようとすると、そんなに眠れなくなるものなのか。

保育園のある地域の特徴、仕事時間、施設の規模、職員数などを聞いていくうち、園長とはどうやって職場を統括するものかということに興味を抱いて、質問してみました。私自身は「管理すること」が苦手で、当然のことでも、他人に仕事上の注文をつけることができない性格なのです。青山さんが同世代の管理職として「保育園園長」をしているというだけで尊敬してしまうのですが、同時に興味も大だったのです。

「職場全体の会議の他に、職種で分けて業務がスムーズに運ぶようにするのが大変です。市から伝えられる方針を、現場の実情に合わせて具体的に徹底していくのですが、市の方針をナマのままで出しても、通りません。目に見えるものにするのに苦労します」

「そんなに面倒な変更がしょっちゅうあるんですか？　子どもの保育そのものは、そんなに極端に変わらないでしょう」

「でも、市の時々の通達のたびに、『それを職場の中で具体化する明確な方針を示せ』と職場から声があがります」

なんだか想像のつかない難しい話がでてきました。

さらに聞いてみると、「具体化する明確な方針を示せ」という意見は、保育士からではなく、他の職種の人から出てくるようです。保育士たちからは、「自分たちと関係のない部門の意見のやりとりに時間がかかるから、全体の職員会議は短くして、長い話は別の場を設けてほしい」という意見が出て、保育士を除いた部署との会議をあとで開くようになったそうです。

「保育士以外の部門の人たちへの方針の伝達というのは、むしろ単純で簡単なはずではありませんか？　子どもの保育は応用問題で、保育の質は相当に保育士さんたちの質にかかわるはずですから、具体的に表現するのは難しいでしょう。でも、他の部門なら、職場の人たちがどこをどう変えるか考えればいいだけだから、難しくないという気がするんですけどねえ」

「それが、なかなかスムーズに会議が進まないんで、とても負担です」

青山さんは保育士出身とはいっても、保育園の仕事はすでに三十年以上経験していますから、保育士以外の業務も熟知しているはずです。それでいて、会議で困っているのは、なぜなのでしょう。青山さんの顔を見ながら考えていて、フッとひらめいて聞いてみました。

「その会議で、いつも難癖をつける人がいるんじゃないんですか？　難癖をつけるために会議に出ているみたいな人。どんなことでも議論を吹っかけてきて。それが負担なんじゃあないいんですか？」

　結構変な話なのですが、青山さんの問題の核心はここでした。その職場へ話をしに行くと、特定の一人がいつも、

「園長は具体的な方針で指示してください」

「具体的な指示がなければ動けません」

「具体的に指示するのが、園長の仕事のはずです」

　と青山さんを追及するのです。

「その職場に行くのはとても大変です。『行かなければ』と思うと、急に胸がドキドキしてきて苦しくなります。会議が終わるまで、ずっとそうですし、園の中でその人の声が聞こえてくるとドキドキします。園長なのに情けないとは思いますが、こういう状態がずっと続いています。私は仕事はきちんと指示しているつもりなのですが、その人は必ず私のミスをついてくるので、いつも答えに窮して言い負かされてしまいます」

　その論争のあと、青山さんはいつも腹が立つと同時にガックリして、ますますくよくよ考え込んでしまいます。

「こんなことも処理できない私なんて、園長の資格がない。園長より現場の保育士に戻りたい」

　といつも青山さんは、逃げ腰で考えてしまっていました。

こういう場合はその特定の人物に問題があり、青山さんの出方に関係なく、ゴタゴタさせて楽しんでいる可能性が強く、青山さんは「標的」……いじめられ役になってしまっているのでしょう。被害者なら抑肝散加陳皮半夏《ヨクカンサンカチンピハンゲ》がたぶん効くはずです。

園長の味方になって励まして、戦い敗れて帰った時には、慰めて一緒に考えるという手順がふつうなのでしょうが、相手にいじめられてビビッている時に、どちらが正しいかの討論をしていても始まりません。まず信用して、相手が理不尽であるという立場に立ち、被害者救済のための手だてとして、抑肝散加陳皮半夏をのんでもらい、被害者の状態が良くなったら、次の対策を考えるという方が、被害者が楽なのです。被害者は守られなければなりません。「頑張れ、頑張れ」と励ますのは、いじめているのと同じで、逆効果になるものです。

青山さんはダメージが相当大きそうだったので、抑肝散加陳皮半夏を一日三回と、ドキドキした時や怒りに手が震える時には、軽い精神安定剤をのんでもらうことにしました。そして、苦手の人に対しては、会議で「直接対決」をしないですむように、他の人に代行できるところは全部かわってもらう準備をしてみたらどうかと勧めました。

抑肝散加陳皮半夏はドンピシャリと効きました。効いたということは、青山さんは理不尽にいじめられていたということになります。

「抑肝散加陳皮半夏をのみ始めたら、本当に急に眠れるようになりました。睡眠薬をのんでも夜中に何回も目を覚ましていたのに、朝までぐっすり眠れます。精神安定剤は『これから』という時にのんでおくと、心臓がのどから飛び出しそうにドキドキしていたのが、ずっと楽になりました。まだかなり緊張しますが、主任保母に話したら『先生がいつも嫌味を言われて大変だったのはわかっていますから、私が代わります。私なら〝じゃあ、あんたやりなさいよ〟と言えますから』といってくれました。顔を見ないですむだけで、とても負担が減りました」

青山さんのその後はしごく順調でした。一カ月しないうちに精神安定剤を使う量がぐっと減りました。以前は効かなかったという酸棗仁湯《サンソウニントウ》を加えてみたら、睡眠の状態がとてもよくなり、眠剤の量は以前の半分以下で済むようになりました。

酸棗仁湯は「心身がつかれ弱って眠れないもの」と適応にはあるのですが、青山さんの場合は、いじめられているという原因を取り除かないと効かなかったのだろうと思います。被害者の薬の抑肝散加陳皮半夏をのみ始めて、やっと根本原因の対策が始まり、酸棗仁湯がちゃんと効くようになったのでしょう。

二カ月もすると、青山さんは抑肝散加陳皮半夏を一日に二回に減らせるようになっていました。酸棗仁湯は寝る前にのみ、抗うつ剤なし、眠剤は会議で緊張した日と、翌日の予定で緊張しそうな日だけにのんで、きっちり眠るようにすることで、大体快適な睡眠が確保できるようになりました。

抑肝散加陳皮半夏をのむようになって、度胸がついたわけではないのですが、やりすごすのが楽になったのと、眠る前にクヨクヨ考えずに済むようになり、自己嫌悪に陥る度合いが減ったのことでした。

その後二年ほどたちますが、一年に二、三回、抑肝散加陳皮半夏と精神安定剤、眠剤を少しずつ補給するために来院しています。

「勝手なことを言う人は、性格の治しようがないのだと思うようにはなりましたが、やはり負けてしまって、薬がないと安心できません」と言いながら、それでもなんとか、つぶれずに働き続けているのは、えらいものだと思います。

ケース⑤ 本当に心配しているの?

今西房江さん（48歳）・主婦

今西さんは二年前に子宮ガンの手術を受けています。ガンは早期のものだったそうですが、半年に一回、手術してもらった病院に定期的に通院しています。手術の経過はその後問題はないらしく、婦人科で特別の治療はしていませんが、からだの不調が続くために来院しました。

「手術後一年くらいは、気が張っていたせいか、あまり調子は悪くありませんでした。この一年は、ひどく疲れやすく、気が滅入ります。下腹が張って、吐き気がしたり、胃が痛くなったりします。急に頭痛がしてきて、顔がのぼせ、汗をかきやすくなりました。最近はカゼばかりひきますし、なかなかすっきり治らなくなっています」

今西さんは色白のすっきりした体型で、あまり余分な脂肪はついていません。おなかの真ん中に大きな手術のあとがありますが、全体にとても柔らかく、みぞおちのあたりを軽く叩くと、ポチャポチャと水が揺れるような音（振水音）がします。

婦人科の手術の後で、頭痛、のぼせなどの更年期っぽい症状があることなどから、女性ホルモンのバランスが悪くなったのだろうと考え、柔らかいおなかと振水音を目安に、まず当帰芍薬散《トウキシャクヤクサン》を処方しました。それと一緒に大建中湯《ダイケンチュウトウ》も出しました。おなかの手術のあとは腸の癒着が起こりますから、下腹が張ったり、吐き気や腹痛の症状があるのは、癒着で腸の動きが悪くなっているからだろうと考えたからです。癒着がある人のおなかのトラブルには、大建中湯がとてもよく効きます。

おなかの手術には、昔の盲腸（虫垂炎）や、帝王切開も含まれますから、意外にたくさんの人が受けています。小さな手術でも、手術のあとにはまわりの腸と癒着して、ガスがたまりやすくなったり、空腹の時に水をのんだだけでも、グルグルギューッと大きな音を出したりするものです。

癒着があると、冬や、冷房でおなかを冷やしてしまう時期になると、下腹が張ったり、おなかが痛くなったりします。明け方におなかが痛くて目が覚める人で、大建中湯がよく効く人がたくさんいます。大建中湯を一袋か二袋のんで腹巻きをして、夜中におなかが痛んだらアンカをおなかに抱いていると、たいていはおさまります。実は私も同じなので、いつの間にか足元に入れた電気アンカをたぐり寄せて、おなかに乗せてそのまま丸まって寝ているなんてことがよくあります。


さて、今西さんの場合は、様々な検査は定期的に受けていましたし、ほとんど何も異常はありませんでしたので、とにかく体調をよくすることだけを考えることにしました。二週間、当帰芍薬散と大建中湯をのんでみてもらったところ、幸いにとてもよく効いて、からだが軽くなり、働きやすくなったそうです。のぼせと足先の冷えは軽くなりましたが、まだ少し残っていました。面白いことに、調子がよくなったら歯の痛みがとても軽くなっていたそうです。

のぼせや冷えがまだ残っていましたが、頭痛はなくなりましたし、のぼせはごく軽く、冷えの方がずっと強い症状でしたので、当帰芍薬散に「附子《ブシ》」を加えてのんでもらいました。

附子というのは、トリカブトの根から取ったものです。ずっと昔は、毒矢に付けて人や動物を射留めるのに使ったものです。トリカブトの毒性を殺す処理をして、からだを温めたり、強心作用に使えるようにしたものが附子です。「ブシ」ときくとはじめは「武士」を連想するらしく、患者さんはみんなケゲンな顔をします。

附子を加えたのもなかなかよく効いて、今西さんの調子はとてもよくなりました。四カ月ほどは毎日三回、ほとんど欠かさずのんでいました。顔色がずい分よくなり、カゼっぽい感じはほとんどしなくなりました。


全体として今西さんはとてもよくなったのですが、問診のし直しをしてみると、不眠が根強く残っていました。よく聞いてみると、ガンに対する恐怖や不安感はとっくになくなっています。それでもかなり眠れない方で、以前に手術をした病院の精神科に定期的に通って、眠剤と精神安定剤のかなりの量をもらっています。薬をのまずに眠れないものかと、今までに何回も試したそうですが、その都度、ほとんど一晩中眠れず、モンモンとしてジタバタしながら朝まで眠れなかったそうです。そこまで話した限りでは、今西さんはあまり神経質そうにはみえず、むしろ個性的なタイプの感じがします。そこで、ちょっとつついてみました。

「ガンのことを心配しているのでないなら、なにか他に心配事とか、いやな親類とか、すごい剣幕でねじこんでくるご近所の人とか、そういう関係はないんですか？　自分のことより、他人のことの方がどうにもならずに困って眠れなくなる方も多いんですよ」

今西さんは迷っているようでしたが、言葉を選びながらポツンポツンと喋り始めました。

「じつは私は三人兄弟の末っ子で、二人の兄が医者をしております。父は私が十五歳の時に亡くなり、母は横浜の二番目の兄と同居しています。上の兄は私と十二歳離れていますが、大阪ですので会う機会はほとんどありません。父が早く亡くなったこともあり、兄たちはいつも保護者のように振る舞い、なんでも命令口調で指図します。

子宮ガンとわかった時には、兄二人が相談して入院先を決めました。私はそれまで長くかかっていた婦人科の先生に申し訳なくて、病院を変わるお願いを切り出すのが大変でした。兄たちは『信用のおけるところでないと、あとあと困るから』といい、それはそれで有り難かったのですが、義姉たちからも『いい病院で手術してもらって、これで安心ね。よかったわね』と何回もいわれると、複雑で悲しい気持ちになって、全然眠れなくなってしまったのです。

眠れなくなったのについて、兄たちや婦人科の先生からは、『時間の問題だし、精神科にかかっておけば心配いらないから』と同じ病院の精神科にかかるように言われました。精神科にはずっとかかっていますが、こんな悩みは話せずにいます。

最近は上の兄から『ガンの手術からけっこう経っているのに、まだ眠れないなんて、頭の整理の仕方が悪い。そんなに頭が悪いとは思わなかった。他の患者の方がずっと物分かりがいい』と言われました。母も心配しているらしく、義姉から『お母さんがとても心配してらして、あの子はかわいそうだ、ガンになるなんて。私が代わってやりたかったといっていらしたわよ。

あまり年寄りを心配させないでね』といってきます。

大阪の兄と横浜の義姉の電話のあとは『私はだめな人間だ。しっかりしなきゃ。こんなことに負けるなんて』と必ず自己嫌悪に陥り、眠れなくなります。心配してくれているのに、私には迷惑に思えていやになるのです。この前は夜中に目が覚めた時に、『あの人たちって、本当に私のこと心配してくれてるんだろうか』とフッと感じて、そんな自分がとても恩知らずだと思うと、ますますいやになりました。こういうのは私のわがままで、悩みとはいえないのですが、頭から離れないのです」

こういうのも結果としては、やはり痛めつけられているのだろうと思いました。今西さんには、こんな内容の話をしました。

善意からであっても、本人の意志を無視して話を進め、有無をいわせないでいるし、反論しにくい状況で育てられ、反論しない性格のまま今まできてしまったので、まわりは押しつけているとは全く考えていないのではないか。今西さんが押しつけのたびに疲れて、精神的にまいってしまうのは無理もないのではないか。

「わがままかどうか決めるより、要は今西さんが眠れるようになればいいわけで、押しつけて平気な性格は反論しても治るかどうかは保証の限りではないと思いますよ。それより、『この人たちは親切にしているつもりだけれど、私は迷惑だっていいたくてもいえないでいる。いえない性格だからやられちゃうんだ』って思えば済むでしょ。医者や医者の奥さんなんて、いつの間にか押しつけがましい性格になってて、人からあまりいわれないからわからないって場合が、案外多いのかもしれませんよ」

こういう前提を置いて、抑肝散加陳皮半夏《ヨクカンサンカチンピハンゲ》を処方しました。精神科からの薬はいっしょにのみながら、眠り具合をみるように言いました。

状況の把握ができていれば、抑肝散加陳皮半夏は本当にピタッと効くもので、今西さんの睡眠はその日から安定しました。昼間にもあまりイライラしなくなり、精神安定剤がほとんどいらなくなったそうです。二カ月ほどたつと、抑肝散加陳皮半夏を時々のみ忘れるようになり、精神科への通院は「なんとか眠れるようになったから」と断ってきたとのことでした。

今西さんのその後は、当帰芍薬散と大建中湯を朝晩の二回ずつのみ、夜に抑肝散加陳皮半夏を一回のむという安定したペースになっています。眠剤は精神科にかかっていた時のものを半量にしてしばらく使っていましたが、二カ月もたつと、こわい人から電話があった時にだけ、抑肝散加陳皮半夏と眠剤を一回のむだけで、眠れるようになっています。

こんな形の被害者もあるのです。

ケース⑥

嫉妬深い夫

山本純子さん（45歳）・主婦

山本さんの夫は三十二歳年上です。二十一歳の時に結婚し、すぐに子どもが続けて生まれて、長男が二十四歳、長女が二十二歳になっています。

山本さんとは七、八年のつきあいになります。三十代の後半には、生理不順、生理痛、疲れやすい、頭痛、便秘などの症状が強かったのですが、当帰芍薬散《トウキシャクヤクサン》がよく効いたため、体調にあわせて四年間ほどのんでいました。年の離れた夫婦であることを除けば、ごくふつうの家族という印象でした。

しばらくぶりで会った山本さんは、すこし浮かない顔をしていました。調子が悪く、このごろカゼばかりひくと言います。

「とても疲れやすくて、体力が落ちたように感じます。一カ月くらい前にひいたカゼがまだ抜け切らずに、微熱が時々出ます。朝はいいのですが、夕方になってすこし熱っぽい時に計ると、三十七度二分くらいあります。何か悪いものではないかと心配ですので、検査していただきたいのですが」

何かの拍子に気になり出すと、あっちもこっちも怪しいような気分になることがありますが、山本さんもそうのようなので、健診をかねて一連の検査をしました。横浜市の場合には、四十五歳以上の成人健康診査は、一年に一回はいつでも希望する所で受けられるのです。乳ガン健診もいっしょにできますから、医者の側にやる気があれば、患者さんには便利な制度です。

結論からいえば、山本さんの場合は検査には異常がありませんでした。以前に当帰芍薬散がよく効いていましたから、また当帰芍薬散をのみ始めれば、体力が落ちて疲れやすいという症状は少し改善されるだろうと思いました。

微熱が続くのに対しては、柴胡桂枝乾姜湯《サイコケイシカンキョウトウ》を処方しました。検査は正常でも、熱っぽさが残り、なんとなく本調子に戻らないのは、医学的な表現ではありませんが、「治りきっていない」のです。「治りきれない」状態には「柴胡《サイコ》」の入った漢方薬がよく効いて、パッと治るので便利です。当帰芍薬散が効く人には、柴胡桂枝乾姜湯が効く場合が多いので、それで解決すると思ったのです。

しばらくして山本さんは来院しましたが、顔つきはなんとなくさえません。ちょっと浮かない表情なのです。調子を聞いてみると、別の話が出てきました。

「微熱はおさまり、体調は大体よくなりました。私自身のからだのことは気にならなくなりましたが、主人のことが気になって落ち着きません」

山本さんにはお子さんが二人いましたが、結婚したり寮に入ったりで、それぞれ出ていってしまい、現在は夫婦二人だけの生活になっていました。子どもが二十代になって夫婦だけの生活になるのは、別に珍しい話ではありませんが、山本さんが若い時には気にしていなかった三十二歳の年齢の差が最近とくに困ったことになりだしたようです。

「子どもが小さい時には、私は子育てに追い回され、主人の帰るのが遅くて大変でも、世間並みと思って過ごしてきました。主人が七十五歳をすぎて、家に一日中いるようになって、生活が一変してしまいました。経済的には困りませんが、とても煩わしいのです。動けないわけではないのですが、私が外に出るのをとても嫌がります。いないと不自由というより、私が外で誰かと浮気をしていると疑うのです。

それならどこにでもついて来ればいいといっても、ついては来ずに疑ぐります。出かける先と帰る時間まで、細かく言わないと出してくれません。銀行で手間取っていたら、銀行まで電話をかけてきたこともあります。病院に行くのは一応納得しているようですが、帰りに買い物などに回るのも嫌がります。以前に、パートで働こうかと思って相談したら、『金の苦労を一度でもさせたか。若い男でもできたのだろう』と、すごく怒鳴られましたので、外で働くのは諦めました。ボケているわけでもなさそうで、記憶力はまだかないませんし、私の行く先などはメモして整理しているようです。ここに来るのも、この前は何日だったと、私よりもよく知っていて、そんなことをいわれるとゾーッとして、主人の声も聞きたくないと思ったりします。

とてもイライラしますし、寝ようとすると昼間にいわれたことを思い出して、腹が立って眠れなくなります。年をとって嫉妬深くなったのだと自分にいいきかせても、やっぱり腹が立ちます。年の差を考えれば、体力が落ちてきていてかわいそうだと思うのですが、今は腹が立つのが先なのです」

こういう場合も、痛めつけられて被害を受けているのでしょうから、抑肝散加陳皮半夏《ヨクカンサンカチンピハンゲ》を処方しました。程度に応じて使えるように、軽い精神安定剤も一緒に出しました。

抑肝散加陳皮半夏はやはりよく効いて、すぐに眠れるようになったそうです。はじめは、一日に三回、精神安定剤も一緒にのんでいました。

「イライラッとしていい返して喧嘩になるという回数が減りました。しょうがないと思って許せるようになってきたようです。不思議なくらいよく効きました。夜は必ず忘れずに精神安定剤と抑肝散加陳皮半夏をのむようにしています」

三カ月くらいたってからは、夜の一回だけのむように減り、主に抑肝散加陳皮半夏だけで済むようになったそうです。その後二年ほどたちますが、抑肝散加陳皮半夏の必要量はずい分減り、一週間に二、三回のむくらいのペースになっています。山本さんをみていて、いろいろな人生、いろいろな苦労があるのだなあと思いましたが、医者の仕事はずい分と自分ではできない経験をさせてくれるものだとも思います。

ケース⑦
娘の言葉がつきささる

新井悦子さん（58歳）・主婦

新井さんは比較的近所にお住まいなので、カゼをひいた時などにちょっと来院する程度のつきあいでした。いつもは、高い熱が出たり、長びいた時くらいでしたが、一カ月ほど微熱が続いて調子が悪いといって来られました。

熱のはじめは三十七度八分でしたが、二日くらいで下がったため、そのまま様子をみていたところ、熱っぽさがとれず、なんだかだるくて、ちょっと横になるとすぐにそのまま眠ってしまうような日が続いていました。そうこうするうちに、一カ月たってしまい、心配になったので来院したということです。

来院した時の体温は三十六度六分。鼻水も咳も下痢もありません。頭が重い感じはありますが、他に痛いところはありません。のどは赤くなく、首やからだのリンパ節で触れるものはありません。胸の呼吸音も異常はなく、問題は微熱と倦怠感だけです。

おなかを触ってみると、全体は柔らかいのですが、すこし腹筋が張っていて、おへその左上側にかなり大きく、ドキドキと動脈の拍動が伝わってきます。ごくふつうの人が、ちょっと体調が悪くなっただけなのだろうと予想していましたので、おなかを触ってみた感じは意外でした。外見よりも弱っているのかなあという印象です。その気になって表情をみていると、眉間にたてじわを時々寄せて、険しい顔になります。

血液検査はしましたが、検査の結果を見る前に、とりあえず柴胡桂枝乾姜湯《サイコケイシカンキョウトウ》を処方しました。自力で治らなくなっているようなので柴胡《サイコ》の入った薬を使おうと思ったのと、おへその横に動脈の拍動があるのを目安にしたのです。

柴胡桂枝乾姜湯を一週間のんでもらったところ、微熱は出なくなりましたが、まだだるさは残っていました。血液や尿の検査は全く異常はありませんでした。検査に異常がないということは、からだ本体は壊れていないということです。「機械は壊れていないし、部品も大丈夫だけど、動かす命令系統が故障している。バランスよく動かせなくなっているんでしょう」と説明することがよくありますが、その状態です。

「微熱が出なくなってホッとしましたが、まだなんとなくだるくて、疲れっぽい感じがします。このところ食べる物がおいしくなくて、体重が二キロぐらい減ってしまいました。昼間に寝なくなりましたが、元気が出ないんです」

「元気がでない、体重が減った」というのが気になり、柴胡桂枝乾姜湯をやめて補中益気湯《ホチュウエッキトウ》をのんでみてもらうことにしました。検査結果が悪くないのに、憂うつそうなしかめっ面をするのが気になったからです。

補中益気湯は体力が落ちてしまった時に補うために使うのですが、同じことの表現でも憂うつそうにいう人に使ってみると、よく効くことが多いようです。十全大補湯《ジュウゼンダイホトウ》も同様に体力を補うのに使うのですが、明るい表情の人に効くようで、補中益気湯の効く人はどうやら悲観的にものを考えるタイプなのではないかと、私は感じています。

「ガン」を告知されてショックを受けても、「残る人生、前向きに生きよう」という人は十全大補湯で、「ガンになるなんて、なんて不幸なんだろう。ああ、ショックだ、いやだなあ、不幸だ、不幸だ、なぜ私が」と嘆く人は補中益気湯がよく効くだろうと使い分けてみています。

新井さんには補中益気湯がよく効きました。疲れがとれて、からだが軽くなったといいます。食欲が出てきて、軟便気味だったのが、ほぼ普通になりました。新井さん自身の希望もあって、補中益気湯はしばらく続けることにしました。

補中益気湯をのみ始めて二カ月ほどたった時に、新井さんが別のことをいいはじめました。

「じつは娘の具合がすこし良くなくて、精神科でみてもらっています。二年くらい前からなのですが、あまりはかばかしくありません。『自律神経失調症』といわれているのですが、仕事が長続きしません。もう三回も会社を変わっています。娘とつきあっているうちに、私も落ち着かなくなって、眠れなくなってしまいました。娘のかかっている精神科の先生に相談したら、私の方は軽い『うつ病』といわれ、薬を三種類出してくださいました。それをのんでもぐっすり眠れないのですが、これ以上たくさん薬を増やされたくないのです。眠れるようになる漢方薬はないでしょうか」

こういうような途中から別件が出てくることはよくあるのですが、聞いてみるとこういうことでした。

新井さんには子どもが三人います。上の二人はすでに結婚して千葉県と静岡県に住んでおり、三人目のお孫さんが最近生まれたばかりです。先の話の娘さんは末っ子で、新井さん夫婦と一緒に住んでいます。

末の娘さんは二十八歳ですが、職場での人間関係にすぐに疲れてしまい、職場を休みがちになっては辞めてしまうということの繰り返しのようで、新井さんが聞き役を一手に引き受けているようです。

「私はもうちょっと我慢してやりすごせばいいと思うんですが、娘にはできないようです。『お母さんは働いたことがないから、私の大変さがわからないのよ。ずっとお父さんに養われてきたんでしょ。お母さんに似て私も美人じゃないから、好きになってくれる人もいないし、私なんて生まれてこない方がよかったのよ』などと、毎日のように言いますが、正直いって本当に腹が立ちます。精神科の先生からは『娘さんを追いつめてはいけない。お母さんは我慢して、暖かく包んであげてください。お母さんがしっかりしていなければ』と言われます。私は一生懸命家族のためと思ってやり繰りして育ててきたのに、『養われてきた』なんて言われると我慢しきれなくなります。『あんたたちもお母さんも、同じにお父さんに養われてきたのよ』って怒鳴った時には、私はすっきりしましたが娘には泣かれて、あとが大変でした。毎日がとても大変で、娘の顔を見ると緊張してしまうのが自分でもわかります。なんだか情けない毎日です」

新井さんの診察はもう一度やり直しました。最初とほとんど変わらず、おなかは柔らかいのに変に腹筋が張っていて、おへその左上側に大きく動脈の拍動が伝わってきています。娘さんとのやりとりや、おなかの感じから、抑肝散加陳皮半夏《ヨクカンサンカチンピハンゲ》を処方し、補中益気湯に加えてのむようにしました。精神科からは眠剤と抗うつ剤、精神安定剤の三種類が出ていましたが、これは減らさずに一緒にのむようにしました。

抑肝散加陳皮半夏はとてもよく効きました。本当に有り難い薬だと思います。夜ぐっすり眠れるようになったことと、同じことをいわれても、娘さんに対してそれほど腹を立てなくなったのが、大きな変化でした。

「抑肝散加陳皮半夏をのむ前は、娘が何かいうと、言葉が直接私に突き刺さってきていました。グサグサ突き刺されるので、私も『いい加減でやめなさい』とやり返していました。抑肝散加陳皮半夏をのんで我慢できるようになってからは、私がやり返さなくなったので、娘の恨み言もしつこくなくなってきたように思います。眠れるようになりましたので、少し寝る前の薬を減らしてもいいでしょうか」

眠剤や精神安定剤の錠剤には、割線が入っているものがたくさんあります。へこんだ溝の切れ込みになっていて、両手の親指の爪で押さえると、簡単に二つに割れるようになっています。

新井さんの薬は調べてみると、抗うつ剤は少なめで夜寝る前だけ、眠剤はやや多め、精神安定剤は一日三回で普通量という程度でした。そこで、昼間の精神安定剤の量は新井さんの判断で調節し、抗うつ剤はそのまま、眠剤だけは半分に分割して減らしてみることにしました。

二週間たって聞いてみると、昼間は精神安定剤はなくても大丈夫で、眠剤は半分に減らしてもよく眠れたとのことでした。

新井さんはその後二カ月くらいは、抑肝散加陳皮半夏と補中益気湯を一日三回のんでいました。最近は朝夕二回に減り、眠剤をごくたまにのむ程度で元気に過ごせるようになっています。精神科の先生には「私はもう大丈夫そうです」とお断りをしたそうですが、その時までにたまっていた薬のストックを眠れない時や、昼間にカーッとした時に使っています。

患者さんはなんとか薬を減らしたいと願ったり、残った薬をやり繰りして過ごそうとしたりするもので、「勝手な判断で薬をのむな」とか「古い薬をのむな」と頭ごなしにいうより、個別にちゃんと相談に乗りさえすれば、合理的な薬の使い方ができるようになるのだと、新井さんを見ていて感じます。

でも、やはり母親稼業は大変です。

ケース⑧

木村君と「円形脱毛症」

木村隆介君（19歳）・学生

ここまでとはちょっと異る話です。円形脱毛症は皮膚科領域の病気です。いろいろ悩むと頭の毛がポコッと丸く抜けてしまうものです。軽い場合は、一、二カ月で抜けた部分に毛が生えてきますが、治ったり、また抜けたりを繰り返すこともあります。

ごく一般的な治療法は、副腎皮質ホルモン剤などをすりこんだりして待ち、内服薬は抗ヒスタミン剤、ビタミン剤などを使いますが、「これで必ず治る！」という特効薬はありません。平たくいうと、簡単なものは放っておいても治りますが、難しいものは治療が難航し、なかなかうまくいきません。頭髪部にところどころならともかく、広い範囲のものになると、治すのが本当に難しい病気です。

わがクリニックの標榜科目は「内科・小児科」なのですが、「漢方薬を使う」という評判がたってしまうと、他の科なのに治療が難航していると、「なんとかならないか」と来院する患者さんがけっこうあります。

その中で、皮膚科の治療はやはりとび抜けて難しいと思います。「皮膚科で治せないから、ここで治してくれ」という要望そのものが、かなり迷惑な話ですが、ワラをもすがる気分の患者さんには、そういう論理など通用しないようです。ですから、こういう本の中で皮膚科の治療例を書くと、たまたま読んだ方が、「難しい皮膚科も治せるのか」と思い込んで来院される恐れがあるため、本当は書きたくありません。

それでも、いじめられて頭の毛がなくなっちゃった子に抑肝散加陳皮半夏《ヨクカンサンカチンピハンゲ》が効いたのは、私にとってもうれしい経験でしたので、やはり紹介することにします。

木村君は今年大学に入ったばかりですが、来院した時にはほとんど頭の毛が残っていませんでした。ところどころにまばらに残っている毛も、数えようとすれば数えられそうな本数でしたから、本人はとても苦痛だっただろうと思います。ある程度以上に脱毛がおこると、人目にさらされたくないものです。木村君は診察室の椅子にすわるまで、帽子を脱ぎませんでした。

お母さんの話では、五歳ころから始まり、小児科や近所の皮膚科にかかっていました。副腎皮質ホルモン剤などの軟膏をすりこむ治療だけでしたが、治ったかと思うとまた新しい所に脱毛が起こるという繰り返しでした。小学校二、三年の頃に少し良い時期もありましたが、十歳すぎころからは徐々に脱毛部分が広がり、中学入学以降は現在とほとんど同じ状態になってしまいました。まったく毛がないわけではなく、ところどころにはあるのですが、地肌がほとんど見えるような状態です。

近所の皮膚科から紹介され、大学病院の皮膚科にもかかりましたが、内服薬と副腎皮質ホルモン剤を塗るくらいで、治療の内容に変わりはなく、三年ほど通ってやめました。

大学病院のあと、親類からいわれて東京の有名な病院の皮膚科に行きましたが、治療内容はあまり変わらず、「親子関係に問題があるから、カウンセリングを受けた方がいい」とも言われました。カウンセリングは半年ほど二人で通いましたが、お母さんにとっては「不愉快なことをたくさん言われた」印象だったようです。

この二年ほどは、どこにもかかっていませんでした。木村君自身が「薬は効かないから、もういい」と言い出していましたが、お母さんは勧められるとすぐに民間薬をあれこれ買ってきては、木村君にのませていました。薬局で漢方薬も勧められたのですが、とても高いので迷っていたところ、親類のひとから「健康保険で漢方薬を使っている病院があるから、そこで相談した方がいい。うちのお店のお客さんがとてもいいといっていたところに行ってみたら」と勧められたのだそうです。

木村君は身長一七〇センチ、体重六十四キロで、ごく普通の体型です。問診の前に本人に記入してもらう自覚症状の表には、ほとんど該当するものがありません。「おこりっぽい」の項にだけ印があり、あとはなにもありません。円形脱毛症以外は全くなんの問題もない普通の大学一年生です。完全な皮膚科の問題です。

「私は皮膚科じゃない。漢方専門でもない」といいたくなる気持ちをぐっと押さえて、いろいろ質問してみましたが、木村君の返事は「………」で、首をたてに振ったり、横に振ったりするだけで、声を出しません。自覚症状からは何の手がかりもありませんでした。

おなかは触ってみると、ふだん触りなれている女性のおなかとは大違いで、皮下脂肪がほとんどなく、ガッチリと締まった筋肉があり、全体に張っています。そして、その張った腹筋の左横で動脈の拍動がドキドキ手に伝わってきます。

「ずい分しっかりした筋肉があるのね。なにか運動しているの？」

診察しながら質問すると、木村君ははじめて歯を見せてニコッと笑い、

「筋トレ」

「筋トレだけ？　何かのための筋トレじゃあないの？」

「水泳やってます」

短いけれど、声を出した会話になりました。

円形脱毛症には柴胡加竜骨牡蠣湯《サイコカリュウコツボレイトウ》や桂枝加竜骨牡蠣湯《ケイシカリュウコツボレイトウ》がよく使われます。ガッチリと実証タイプだったら柴胡加竜骨牡蠣湯、虚証タイプなら桂枝加竜骨牡蠣湯と使いわけるのでしょうが、

男性の円形脱毛症に対しては、まだ使ってみた経験はありませんでした。おなかを触った感じ（腹証）は、腹筋の張り方も動脈の拍動もちょうど合いそうです。

木村君には柴胡加竜骨牡蠣湯をまず二週間分処方しました。

「あまり自信はありませんけど、この症状にはよく使うようですから」

と説明しましたが、お母さんはうなずき、木村君はボソッと、

「とにかくのんでみます」と短い返事をしました。

二週間後は木村君が一人で来院しました。効果はよくわからないと言います。

「どうしょうかなあ。他のものを考えようかなあ。何も変化はないの？　お母さんは何か言ってなかった？」

「『今までずっと長かったんだから、二週間で変わるはずない。同じ薬をもらって来なさい』って言ってました。僕もそのつもりできました。だから一人で来たんです」

柴胡加竜骨牡蠣湯を続けて出すのは、私としてはかなり不満だったのですが、さりとて、いくら頭をひねっても別の漢方薬が浮かびません。木村君に言われるまま、柴胡加竜骨牡蠣湯を再度、二週間分処方しました。

四週間たっても、木村君には何も変化はありませんでした。こんな場合は、やはり他の漢方薬をひねり出すしかありません。首をかしげながら、またおなかを触らせてもらいました。

おなかを触った感じは、最初と同じでした。こういう年代にはひどいくすぐったがりがいて、おなかを触られると息を詰めて、おなかがカチンカチンになっていたりします。でも、顔を合わすのは三回目なので、木村君はリラックスした顔をしています。聞いてみると、くすぐったくないと言います。

腹筋が張っていて、おへその横に拍動がある腹証は、抑肝散加陳皮半夏の場合と同じです。いじめられている被害者なのかどうか、若い男の子に聞くのはちょっと可哀そうなので、抑肝散加陳皮半夏をのんでもらって反応を見てから考えることにしました。

「なんだかいいみたいです。イライラしなくなったし、お母さんが怒りっぽくなくなったって言ってました。また続けてのんでみたいと思います」

少なくともいい効果はあったようなので、抑肝散加陳皮半夏を続けて処方しました。

結局、木村君は抑肝散加陳皮半夏をのんでいるうちに脱毛が止まり、一カ月ほどすると薄い毛が脱毛部分から生えはじめ、そのまま伸びてそろってしまいました。全体が生えそろったのは五カ月後でしたが、もう帽子はかぶっていませんでした。

抑肝散加陳皮半夏をのみはじめて一カ月の頃に、遠いので気の毒になり、薬を多めに出すように考えようかと思って木村君に聞いてみたところ、意外な返事でした。

「二週間に一回来るのは平気です。そのつもりで予定を組んでいますし、全然苦じゃないです。

電車の中で本も読めるし、先生はこわくないから会いに来てしゃべるのは楽しみです」
その後、ポツポツと聞き出したところでは、脱毛が広がってから、電車の中などでジロジロ見られていやだったこと。十歳ころからは、同級生などに頭の毛のことでからかわれるのがしょっちゅうだったこと。水泳部で泳いでいる時に、キャップを着けているのに「毛がいっぱい浮いているぞ。木村のだな」とよく言われたことなどが、順繰りに出て来ました。最初の脱毛の原因が何だったのかはわかりませんが、途中からは、いじめの被害者だったことに間違いはないようです。

木村君は一年間くらい一日二回のペースで抑肝散加陳皮半夏をのんでいました。薬をのまなくなってほぼ二年になりますが、脱毛は起こしていないそうです。最近、木村君のお母さんからの紹介で患者さんが来院した時に、お母さんの手紙が添えてあり、木村君の無事を知りました。

医者というのは、患者さんの消息を知りたいものなのですが、めったに知らせてもらえません。良くなったのか、悪くなったのか、生きているのか、亡くなったのか、こちらからはとても聞きにくいものなのです。

V　不安と心配のなかで

加味帰脾湯の効く人たち

「心配性」といわれる人がいる。「ガンノイローゼ」になる人の場合もそうだし、マスコミで病気に関する情報がなにか流されると、すぐに反応する人たちである。その反応が過剰だったり、ピントがずれていたりするのだが、当人は真面目に悩んでいる。

現代は情報過多な時代である。過剰な情報の中から、適切なものを取り出すのは難しい。心配性の人は、適切なものを取り出さずに不適切な情報をとんでもないところから取り出して、不適切な方向で悩むようである。

一方、医師に対する患者としての要望は、「よく説明してほしい」に尽きるようである。「よく説明する」ことの正確な内容は、「患者が持っている問題、疑問に対して、患者が理解できるまで説明する」ことである。

「そんなの無理だ」という医師からの反論が聞こえてきそうであるが、相手が理解できない説明などは自己満足であり、理解できるように個々の患者のレベルに合わせて説明し、納得させる。これができて、はじめてプロといえる。

ここまでいうと、日本の医者でプロといえる人は、ごく少数となる。恥ずかしい話だが、たぶん、これが日本の現状だろう。

さて、私自身は、手を変え、品を変え、どうしたらみんなが理解できるか、別にプロを目指していたわけではないが、しつこく説明をしてきた。少しずつでも理解して蓄積されれば、だんだん不安が減るのだと思っていた。

「はじめて自分の病気のことがよくわかりました」

なんてうれしいことを言ってくれる人もいる。報われた思いがする。

ところが、喜ばせておいて、しばらくするとまた同じ説明が必要になる人が少なからずいることに、医者になって十年もたつと気がつき始めた。要するに、こちらの誠意が全く通じないのである。必ずふり出しに戻る人がいる。

以前はそういう人に出会うとがっくりし、イライラした。

「それは、よくわかりました。でも、大丈夫なんでしょうか。万一ということを考えると心配でどうしようもありません」

この論理を突破するのは難しい。いつまでたっても同じ平面でぐるぐるまわり続けるから、たちが悪い。この論理の人がとても苦手だった。

たぶん、この手の人を苦手としない人は少ないだろう。怒鳴りとばして終わりにし、他の医者の所に移れば「やれやれ」とこっそり思ったりする。

この十年ほど、漢方薬と本格的に取り組んできて、この論理の人が集まってしまって、はじめは困った。他の医者に怒鳴りとばされて、私のところに吹きだまる感じだった。

妙に心配と悩みばかり繰り返す患者に、何かの拍子に加味帰脾湯《カミキヒトウ》を使ってみるようになって、相当程度悩みは解消した。論理がかみあわずぐるぐる回り始めたら、加味帰脾湯を使ってみる。加味帰脾湯の効き方は面白い。論理は変わらないけれど、悩む量が減ってくれる。

あるいは、「自分ばかりがわりを食っている。他の人は丈夫なのに私ばかり弱くて」と嘆くばかりの人にも、加味帰脾湯を使ってみると、意外に効く時がある。うまく効くと、嘆く量が減るから、医者も患者もお互いに楽になる。気楽なつきあい方に変わる。

「からみついて嘆く患者から逃げたい」と思っていた心境から、「今日は少し慰めてあげようかしら」とちょっと寛容になったりする。

「患者と医者の間柄にも、相性がある」といわれるが、加味帰脾湯の効く人たちを見ていると、「気の毒だなあ」とこの頃思えるようになってきた。彼等とつきあえる医者はごく少数なのだろう。とりつくシマもない表情で、次々に患者をこなしている医者の場合は、すべての患者にマニュアル以外の説明をしないから、どっちみち、患者との相性などは問題にもならない。なにかとても心配になって、いろいろと検査を受けているのに、検査結果の説明は正常、異常のどちらかの判定だけで終ってしまう。

心配性な人たちは、その説明で安心するわけではない。逆に不安が増幅して、いてもたってもいられなくなり、ほとんどパニックになっていたりする。こんな不安の起こり方には、精神安定剤があまりよく効かない。不安を抱えて医者に食い下がると、冷たくあしらわれるのはいい方で、バカにされて傷ついたりする。

こんな人たちの中に加味帰脾湯の効く人が少なからずいる。こんなことが、この頃やっとわかってきたように思う。加味帰脾湯の効く人たちには、三段論法が通用しない。「こうだから、こうなる。だから大丈夫なのだ」なんて関係ない。不安だから、不安なのである。独特の不安感で、勝手といえば勝手であるけれど、刺激を与えると不安はどんどん膨らむ。自分の意志では小さくならないし、精神安定剤も効かない。権威がありそうな人の言動で不安はすぐに膨らむから、本当はみんなが刺激を与えなければいいのに、現代の日本の風潮は弱い者いじめで、真面目にとりあわないから、結果としていじめてしまっていることになる。

これだけことばで説明しても、加味帰脾湯の効く人をイメージするのは難しい。抽象的でわかりにくいと思う。

どんな時に、どんな人に効いたかの実例でお話した方がずっとわかりやすいと思う。

ケース①
「自己免疫」って一体なに？

斎藤正子さん（58歳）・主婦

斎藤さんは五年前までは、ほとんど病気らしい病気もせず、三人の子どもを育ててきました。

ふつうより結婚も出産もかなり早かったため、初孫が生まれたのが四十五歳の時、一番下の娘さんが結婚した時はまだ五十二歳でした。

長男は結婚と同時にニューヨーク勤務となっていましたので、斎藤さんは時々ニューヨークに出かけ、孫の世話などしながら二週間ほど滞在してくるのを、楽しみにしていました。日本人全体からみると、かなり上層の生活をしてきたということになるでしょう。

下の娘さんの結婚式が済んで、一カ月したころ、斎藤さんは疲れやすく食欲がなくなったのに気がつきました。からだが重く、いつもしている家事なのに、ため息が出るほどにはかどりません。そうこうするうちに、体重が三キロ減っているのに気づき、比較的近所の都立病院にかかりました。

斎藤さんは予想もしていなかったのですが、受診した翌日には入院ということになりました。黄疸はほとんどありませんでしたが、肝機能が相当悪く、食事を満足に摂れない状態だったことと、入院して安静にすることが治療上、どうしても必要だったからです。

入院後についた診断は、「自己免疫性肝炎にC型肝炎が重複している」というものでした。入院は六カ月かかりました。斎藤さんにはよくわかりませんでしたが、自己免疫疾患であったために、治療には大量の副腎皮質ホルモン剤が使われ、肝機能が良くなってからも、維持量としての副腎皮質ホルモン剤が完全に切れるまで、退院後半年かかりました。

退院後は、定期的に都立病院に通っていました。肝機能の数値は少しずつ良くなり、正常の範囲になりましたが、斎藤さんの体調はなんとなくはっきりしません。それでも、都立病院の主治医は慎重に経過をみながら、副腎皮質ホルモン剤の内服を中止しました。医学的には、もうふつうの生活に戻り、定期的に検査をして悪化していないことを確かめておけばよい状態にまで回復したのです。

ところが、斎藤さんは不安がいっぱいだったようです。その不安を知り合いのあちこちに訴えました。結婚した娘さんや、中学、高校の同級生に、毎日のように電話で不調を訴えていました。高校の同級生の一人が、連日のようにかかってくる電話に辟易として、「何とかならないか」と私のところに話を持ってきました。

他の病院の肝臓の病気の患者が、ただただ心配しているのを、なんとかしなければならない筋合いは、本来こちらにはありません。大きな病気になって気の毒だったとはいえ、幸いにしてよくなっているのですから、文句はないはずです。

「私では説得しきれないのです。『肝臓は良くなったんだから、すこし様子をみれば』というと、『病気をしたことのない人にはわからない』っていうし、『先生からはもう大丈夫って言われているんでしょ』っていえば、『でも、本には簡単には治らないって書いてあったから、治ってないにちがいない』っていうんです。電話があるといつも同じ話で、延々と続いて、私まで具合が悪くなりそうです。何とかしてやってください」

もっと大変な人は、世の中にはたくさんいるんだなんていう説得は、効きそうもありません。困ってしまうと、他の誰かに押しつけて逃げたくなるのは、人間の当たり前の心理なのでしょう。

結局、斎藤さんは友人に連れられて、私のクリニックに来院することになりました。

「病気がこれから良くなるのかどうか知りたい」

問診用紙の冒頭にこう書いてあり、他はほとんど書かれていません。自覚症状をチェックする欄には、かなりたくさん印がついていました。

胃がもたれる、食欲がない、疲れやすい、生あくびがでる、動悸、息切れ、手足がほてる、イライラする、ねつきが悪い、夜中に目が覚める、気分が落ち込むなどです。

斎藤さんは中肉中背で、血色も良く、第一印象ではどこも悪くなさそうです。ところが、自分の「病状」について話しだすと、表情が一変します。

「今まで病気などしたこともなかったんですが、突然C型肝炎といわれました。それに自己免疫性肝炎が一緒というのです。『自己免疫』といわれたって、全然わかりません。入院させられて、毎日点滴ばかり続いて、本当に死ぬかと思いました。六カ月でやっと退院したんですけど、疲れやすくて食欲がないし、全然よくなっていないんです。『きっとまた悪くなってる』

と思って検査を受けても、肝機能は退院した頃より少し良くなっていて、主治医の先生は『良くなってるんだから、心配はいらない』の一点張りです。でも、ガンの時は、肝機能は悪くならないっていいますし、叔父が肝臓ガンで亡くなっていますから、『自己免疫』って遺伝するものなのでしょうね」

こういう電話を毎日受けていたのでは、たしかにたまらないでしょう。本人もうつうつと楽しくないでしょうが、まわりは巻き込まれて迷惑し、度が過ぎると見放されて、同情されなくなるものです。


肝機能検査の経過は、わかりやすくコピーされていました。病院の外来でコピーしたものを渡されるのだそうです。二週間前の結果もありましたが、斎藤さんは「ここで検査をして、前のと変わらないかどうか確かめたい」といいます。本当は重複して無駄なのですが、説得する方が大変なので、採血することにしました。

診察してみると、斎藤さんは血圧は低く、特別に変わったところはありません。おなかを触ってみると、フワッと柔らかく、右下腹に押すと痛むところがあります。おへその左側には動脈の拍動がかなりはっきり触れます。

都立病院からは、ビタミン剤、消化剤などが処方されていましたので、そのまま続けることにして、こちらからは漢方薬を考えてみることにしました。

うつうつと眠れなくなっていることや、あれもこれもと取り越し苦労をして、まわり中を困らせている心配のしかたから、加味帰脾湯《カミキヒトウ》が効かないものかと考えました。腹証から考えて、動悸には炙甘草湯《シャカンゾウトウ》が効くかもしれないと思いました。

加味帰脾湯と炙甘草湯を二週間分処方してみた効果はバッチリでした。

「最近ずっと人込みに出るのがいやになっていました。たくさんの人の動きがチラチラしてとても煩わしく、人込みに酔ったようになるので、外出できないでいたのです。人と会って話すのもうっとうしかったのですが、漢方薬をのみ始めたら、ずっと楽になったようです。夜は眠れるようになりましたし、肝臓も治るような気がしてきました。現金なほど食欲が出て、昨日はお友達に会って、久しぶりにホテルで食事をしてきました」

初診の時の肝機能検査の数値は、あまり悪くありませんでした。都立病院のデータとほぼ同じです。

「なにかとても悪い病気じゃないか、先生は私に隠してるんじゃないかって、ずっと気に病んでいたんですが、信じてもよさそうだと思えるようになりました。子どもをやっと育て終って、これから自由に遊べるっていう時に病気になるなんて、私ばかり損したと思ってましたが、そのうち調子が良くなったら遊ぼうって思うようになりました。ずい分気が楽になって、食べられるようになりました」

動悸は炙甘草湯をのんで、ほぼ治まったようです。問題の中心は過剰な心配だったのですが、中心が小さくなったら、動悸が少々していても、気にならなくなったそうです。

斎藤さんはしばらく加味帰脾湯をきちんと一日三回のんでいました。炙甘草湯は動悸がした時だけ使い、一週間に三、四服ですんでいます。食欲が出たら一カ月で体重が二キロ戻り、肝臓そのものを気にしなくなっていました。

加味帰脾湯の効く人は、心配しはじめると止まらなくなって、パニックのようになることがあります。その時のことを本人は当たり前と思っていますが、まわりの人たちには、判断ができなくなって騒いでいると映ります。

加味帰脾湯が効くのがわかってから、以前にあったことを本人や家族に聞いてみると、何回も取り乱したり、八つ当たりした事件が出てきます。本人の性格や行動はいつまでも変わらないので、まわりは「いつものパターンだ」と取り合わないので大事にならずにやり過ごしているようです。

斎藤さんは、入院中に見舞いに来た夫や娘さんに、泣いたり叫んだりしていたそうです。そういうことでも慣れてしまえるのか、ちょっと不思議な気がします。

しかし、斎藤さんはその後はずっと順調にいっています。副腎皮質ホルモン剤を切って一年たち、検査データは悪くなっていません。都立病院には、半年に一回通院するのでよいといわれたそうです。

加味帰脾湯はまだのんでいますが、一日に一回ですむようです。何かの大きな出来事が起こらなければ、斎藤さんもこれですむのだろうと思います。

ケース②

原因のない病気

八木道子さん（62歳）・元公務員

八木さんは大学を卒業後、長く公務員をしていました。六十歳の定年後、県の外郭団体の役員として天下る予定だったのですが、定年少し前から体調が悪くなり、血圧も上がったため、そのまま定年で退職しました。

八木さんの年代の女性は、第二次世界大戦の関係で、働きながら独身で通した人がたくさんいます。八木さんも結婚せず、近所に住む妹さん二人と行き来しながら、在職中に購入したマンションに一人で暮らしています。

定年後しばらくして、めまいと耳鳴りが始まりました。疲れやすく、血圧がもともと高かったのですが、目が覚めたらある日突然天井がぐるっと回ってみえ、起き上がると吐き気がして、横になってもゆらゆらベッドが揺れる感じがしました。

その日は、近所の妹さんに連絡して来てもらい、ふだんみてもらっている近所の内科の医師にかかりました。血圧はさほど高くなく、「季節の変わり目と疲れのせいでしょう」といわれました。


それから一カ月くらい後に、耳鳴りに気がつきました。耳の奥でジーッという音がずっとするようになり、外出したあとはチンチン高い音が鳴ります。マンションの隣の音が急にうるさく感じられるようになり、夜中に目が覚めると、配管を通じてザーッという音が聞こえ、気になって眠れなかったりします。めまいは軽くなっていましたが、ずっと続いていたため、内科の医師から紹介されて、総合病院の耳鼻科を受診しました。

耳鼻科での聴力検査や内耳の検査は、全部異常はありませんでしたが、念のため、頭のCTやMRIも調べ、全部問題はありませんでした。年齢などによる「自律神経失調症」であるという診断を受け、めまいを止める薬、ビタミン剤、精神安定剤などが処方されました。

検査に問題がなかったため、八木さんは近所の内科の医師のところに戻り、血圧の薬と一緒に耳鼻科で処方された薬も継続してもらい、のみ続けていました。

日常の生活には支障はなかったのですが、騒音の中にいると頭痛がしてくるようになり、あまり外出しなくなっていました。めまいがいつ起こるか不安になりだすと、いてもたってもいられなくなるのです。それに加えて、ねつきが悪くなり、夜中に何回も目が覚めるようになっていました。

内科からは眠る前の精神安定剤が処方されていましたが、八木さんは精神安定剤をのむことにどうしても抵抗があり、のまずに何とか眠れないかと、かえって悩んで眠れなくなったりもしていました。


八木さんはカットやパーマに、長年同じ美容院を利用していました。働いていた頃には、公式の場のような特別な時には、シャンプーのあと、きれいにセットしてもらって出かけていました。美容院のお得意さんだったのです。

めまいや耳鳴りがするようになって、しばらく八木さんは美容院に行けませんでした。眠れなかった翌日の目の隈を鏡で見るのもいやで、少し足が遠のいていたのです。二、三カ月もすると、どうしても髪が伸びてしまいますから、八木さんはいつもの美容院で、カットを頼みました。

髪を切った後、シャンプー台で流す時になって、八木さんは思わず大声を上げました。髪を洗うために、椅子の背中が倒されたとたんに、頭がグラグラーッと揺れた感じがしたのです。

事故ではありませんが、みんな驚きました。美容院というところは、ほとんど女性ばかりなので、もともと井戸端会議的な雰囲気があります。八木さんの声で、一度に火が付いて、めまいと耳鳴りの話に同情が集まりました。そして、ここからが私には理解できない変な話なのですが、他のお客さんや美容師さんの強い勧めで、八木さんは私のクリニックにやってきました。

八木さんは背が高く、大柄でパッと目立つ存在でした。妹さんに付き添われて来院しましたが、二人の大柄な女性が診察室に入ってきたのには、ちょっとびっくりしました。

背が高いと丈夫そうなイメージがありますが、八木さんは上下揃いのカッチリしたスーツを着ていましたので、そんな印象の女性が他の人の肩につかまりながら、ゆっくりと歩いてくる姿は、異様だったのです。

問診用紙には、前述したような経過が、きれいな字で細かくビッシリ書き込まれていました。「要望すること」の項には、「検査が異常ないのに、なぜめまいが起きるのか、原因を知りたい」とあり、「原因」の文字の下に赤線がわざわざ引いてありました。

検査は全部ごく最近してありますし、耳鼻科的な問題のない、要するにからだそのものにはっきりした証拠のみつからない、めまいと耳鳴りです。

現代医学が発達して、たくさんの検査ができるようになり、目に見えない場所の細かなところまで調べられるようになりました。検査での異常がいろいろな病気の原因であると、一般には考えられているようですが、異常が全くない場合が圧倒的に多いのです。検査に異常がないのは、からだに大きな狂いはない、ガンをはじめ、いやな重大な病気ではない保証のようなもので、めまい、耳鳴りなども、検査の異常が見つかる方が少ないのです。

異常がない場合には、検査につかまらない程度のバランスの乱れがあり、「バランスを崩さないように上手につきあおう」と考えを切り替える必要があります。死に至る病気でないなら、生きていられるのですから、どうやったら、めまいや耳鳴りが楽になるか、自分のからだは自分で研究するのが一番確実です。

めまいはともかく、耳鳴りの治療は難しく、発症後、ある時期をすぎると、治らないものが大多数のようです。「治らない」ものについてどう受け入れるか、どう考えを切り替えるかが本人にとってはけっこう難しい問題です。


八木さんの「要望」はともかくとして、客観的にみると、耳鳴りを伴うめまいがあり、それが不安をひき起こし、外出もできず、夜も眠れず、生活の質が極端に落ちています。不安を取り除くのがまず最初だろうと、話をしていて感じました。

血圧は初対面にしては、あまり高くなっていませんでした。期待と不安でひどく緊張して、血圧がふだんよりずっと高くなっている人が多いのですが、八木さんは堂々として平気なようです。

おなかを触ってみると、皮下脂肪がフワーッとついていて、とても柔らかです。「腹筋はあるのか」というかんじです。それでも、おへその横に動脈の拍動が伝わってきます。

精神安定剤のあまり効かない不安感や不眠に、漢方薬を使うとしたら何がいいかと考えていたら、八木さんが口を開きました。

「いろいろな検査を全部したのに、原因は不明といわれました。原因がわからないと、対策の立てようがありません。治すためにどうしたら良いのか、悪い病気ではないのか、このまま寝たきりになるのではないか、どんどん不安になります。精神安定剤をのむとぼけると聞きましたから、のみたくありません。それに、精神安定剤に頼るような神経の病気に、私がなるなんて考えられません。こんなに具合が悪いんですから、原因があるはずです。原因がわからなければ、正確な治療はできないと思います。原因はなんなんでしょう」

なんだか鋭く追及されているかんじです。めまいについてあまり説明されていないのかと思い、耳の構造の図を出して、めまいの起こり方の説明をしたり、めまいの分類を説明したり、メニエル病の説明をしたりしました。

八木さんは熱心に説明は聞くのですが、ビクともしません。頭の中を素通りするようです。

「そういうめまいに、原因がないのに私がなぜなったのか、こんなことってあるんでしょうか。原因のない病気って、一体なんなんでしょうか」

自律神経失調症の話をきちんとしようかと、大きな図のある本を出そうとしながら、フッと思いました。

「この人は長い時間説明しても納得しない。前の病院でも説明は受けているはずだし、緊張して喋れなくなるタイプではなさそうだから、この調子で追及したんじゃないかしら。原因を追及する平面で、ずっとぐるぐる回るタイプかもしれない。この人の不安につきあって説明するより、『元を絶たなきゃダメ』みたい。加味帰脾湯《カミキヒトウ》が効く人なのかもしれない」

八木さんには原因はもう少し追及しながら、それに平行して、眠れない、外に出られない不安感を軽くすることを考えようと提案しました。

「耳鳴りがすると、本人がとても疲れているので、今までと同じペースでスケジュールをこなせなくなっている場合が多いのです。外出できないのは、強制的に休息を与えられているのかもしれませんよ」

と話し、加味帰脾湯を処方しました。内科からの薬はそのまま続け、精神安定剤はいやなら使わないで、眠れなかったら翌日は昼間に横になっていれば少しは休息の足しになるからと話しました。

加味帰脾湯を二週間のんだ結果は、八木さんからみるとかなり手応えがあり、私からみると「偉大な効果あり」でした。

「まわりの音があまり気にならなくなり、耳鳴りが少し減ったようです。めまいはまだ続いていますが、眠れるようになりました。昼間に家の中の用が足せますので、あまりイライラしなくなりました」

今回は体調の変化の話が中心で、原因の追及がありません。「原因追及はどうするのか」とおそるおそる切り出してみたら、八木さんはケロッとしています。

「この前、『経過をみながら原因を探しましょう』と先生がおっしゃったので、少し待つ気になりました。ちょっと楽になりましたし」

いずれにせよ、めまいや耳鳴りがひどく、八木さんは神経をすり減らして疲れ果てているはずです。柔らかくて力のないおなかでしたし、不安で眠れない日が続いていたのですから、体力を補う意味で、八木さんには補中益気湯《ホチュウエッキトウ》を加えて、からだを支えたらいいのかもしれないと考えました。

補中益気湯は悲しみすぎてエネルギーを消耗してしまった時に使うと、楽になる人が多いのです。

加味帰脾湯に補中益気湯を加えてのんでもらったら、予想以上の効果がありました。補中益気湯が加わったら、からだが軽くなって、動きやすくなったそうです。からだが揺れる感じがほとんどなくなり、いつ起きるのかという不安がなくなり、近所の買い物には自由に行けるようになりました。

それから三カ月くらい、八木さんは加味帰脾湯と補中益気湯を一日三回きちんとのんでいました。耳鳴りは残っていますが、めまいは治まり、元の生活ペースにほとんど戻りました。そ

の後は他の人と同様に薬が減り始め、一日二回になり、一年後にはほぼ一日一回に減っていま
す。

このところの変化は、時々アルコールを嗜むようになったことです。

「一人暮らしで死んだあとに、酒ビンが出てきたのではみっともない」

と考えていたのですが、同じマンションの人たちと一泊の旅行に行った時に、小ビンのアルコール類がいろいろあることを教えられ、寝る前に試飲するのが楽しみになったのだそうです。

それと同時に、時々精神安定剤をのんで眠ることに抵抗がなくなったようです。なにか特別なことがあると、八木さんはたいてい眠れなくなります。そんな日には、精神安定剤をのんで眠るのです。アルコールも精神安定剤も薬物であることにかわりはないということが、長く時間をかけて納得できたようです。

最近は、補中益気湯を一日一、二回のみ、加味帰脾湯はあまりのみません。

「疲れてきたな」と思ったら、加味帰脾湯を夕食の前にのみ、あとで精神安定剤を一錠、寝る前は優雅にワインを一杯というペースで、心配しすぎるパターンにならないですんでいます。

めまいと耳鳴りの原因追及は、うやむやのまま終っています。

ケース③

やっぱりガンにちがいない

堀川香さん（45歳）・パートタイマー

堀川さんには十七歳の男の子がいますが、その子が小さい時から堀川さんはずっと心配性でした。歩き始めないから知能が遅れているといって心配し、歩きはじめると足をひきずるから関節がおかしいといい、熱が出れば肺炎になったといい、新聞に最近話題の病気の情報が出ていると、すぐにそれが心配になります。

心配し始めると、どんどん心配が膨らみ、不安でいてもたってもいられなくなります。子どもが小さい時には、近所の小児科にすぐに連れていっていましたし、不安になると、友人の誰彼かまわず電話して、紹介されると遠い所でも子どもを連れて、わざわざみてもらいに行きました。

堀川さんの実家は東京ですが、結婚と同時に大阪に住み、子どもが十歳の時に夫の転勤で東京に戻り、横浜に引っ越しました。結婚するまで東京だった関係で、親しい友人が東京近辺に多く、心配になると遠くても電話で相談を持ちかけたのです。

十数年も前に、そんな友人の一人が私のところにかかっていて、相談されたことがありました。実家に数日帰るので、その際に子どもを診察してほしいというのです。

心配している相談内容はごく簡単なことでしたし、大阪ですでに三軒の病院でみてもらい、大丈夫だといわれていたのに、まだ心配をしていたのでした。

大阪在住の人ですし、日常的に安心できるところにかかることが大切だと思いましたので、関係のない私が口をはさむより、ふだんかかっている所を信用して、ゆっくりした気持ちになっていればいいのではないかと返事をしました。

その堀川さんが十数年を経て、友人に紹介されて私のクリニックに来院しました。話は聞いていましたが、想像したよりは明るい感じがしました。問題は子供のことではなく、堀川さん自身のことでした。

「二、三年前から胃が痛むようになり、近所の消化器専門病院で胃のレントゲンと胃カメラを受け、『慢性胃炎』といわれた。薬をもらってのみ、以後定期的に検査も受けているが、痛みは変わらない。検査のたびに『大丈夫だ』といわれるが、こんなに治らないのは胃ガンではないか。

二カ月前から胸がつかえる感じがする。食道ガンではないかと思い、いつもの消化器科でみてもらったが、何もないといわれた。耳鼻科にもかかり、喉頭鏡などでよくみてもらったが、何もないといわれた。何もないといわれても、つかえた感じは残っているし、ガンを見落としているのではないかと心配である」

堀川さんの相談内容は、ざっとこんなものでした。検査は定期的に受けていますし、ごく最近も受けていて、問題はありません。のどや食道、胃の検査は、少なくとも六カ月くらいは間をおいても大丈夫なはずです。

ガンが心配であちこちの病院で検査のはしごをする人がいますが、それは検査を受ける本人と、すでに検査をしているのにまた検査をさせる病院側と、両方に問題があるようです。検査をすれば検査料は病院側に収入として入りますし、「異常がない」と説明するのはごく簡単です。そのあと治療して良くなれば文句はありませんが、異常がなければ説明も治療も通りいっぺんで、なかなか良くならないと、いやになった患者は他の病院に移ってしまう、この繰り返しです。

検査をする、しないはともかくとしても、異常がなくても症状だけあるなら、なんとか軽くするのが、プロとしての医者の仕事です。でも、異常がなくて症状だけなら、自力で治るべきだと考えている医者が日本では多いのではないかと、私はこのごろ感じています。

堀川さんは診察してみると、血圧は低く、おなかはやせて皮下脂肪がなく、腹筋はうすいかんじです。みぞおちの部分を触ると冷たく、圧迫された感じがするそうです。振水音はしませんが、おへその左上部に大動脈の拍動が伝わってきます。

のどから胸にかけて「つまった感じ」がするという症状は、中年の女性によくみられる症状です。かなりしつこくその感じが続くので、たいていは食道ガンや喉頭ガンを心配します。検査を一度ちゃんと受けて、異常がなければ「ガンではない」と安心して、少し待てばいいのですが、そうはいってもやはり本人にとっては気になる症状です。なにか心にひっかかるものがある時に、精神的ストレスがたまって起こることが多いのですが、それを指摘されたからといって、簡単に悟りが開けて治るものでもありません。

この症状に対して、精神安定剤よりも半夏厚朴湯《ハンゲコウボクトウ》の方がよく効く人が案外たくさんいます。自覚症状と腹証が合ったら、まず最初に使ってみて、効果をみながら次の手を考えればよいのです。

堀川さんには半夏厚朴湯をまず処方しました。検査は六カ月くらい待つようにいいました。堀川さんはいろいろ心配するついでに、検査の害、薬の害など、いろいろと心配の輪を広げますので、余分な心配の種を拾ってこないように、こちらも注意が必要です。

半夏厚朴湯の効果はかなりありました。二週間たって「のどのつかえ」はほとんど気にならなくなりました。ずい分良くなっていると思うのですが、堀川さんの話はパッとしません。

「つかえている感じはとれましたが、一体何がつまっていたのでしょう。のどから胸のあたりまで、つまっていたのです。検査で何も異常がないというのは、のどや食道になにもないことですよね。あのつまった感じは何なんでしょう。何がつまっていたのか考えていると、とても不安になって、夜中に大声で叫びだしたくなります。夜はいろいろなことが頭に浮かんで、眠れません。でも、薬はいやです。やめられなくなるっていいますし」

よく聞いてみると、こういう心配ばかりしていたようです。心配しはじめると止まらなくなり、なにがなんだか頭の中が混乱してしまい、そんな時に家族になにかいわれるとキーッと頭にきて、大声で泣きわめく、そういう繰り返しが一年に一、二度はあるのだそうです。

堀川さんはその話をする時に、恥かしそうではありません。この調子では、かなり家族が感じていることと、ずれがあるかもしれません。堀川さんのずれた心配性の感覚が、問題の中心なのでしょう。

こういう感覚には、加味帰脾湯《カミキヒトウ》がいいのかもしれないと気がつきました。

加味帰脾湯を使ってみた結果は、上々の効果だったようです。のどのつかえも軽くなり、心配の種が小さくなり、眠りやすくなったといいます。加味帰脾湯を続けてのんでみようということになりました。

が、二カ月ほど来院していて、そのままとぎれました。

一年ほどたって、堀川さんが来院しました。青ざめた顔をしています。

「このごろとても胃が痛みます。みんなと同じものを食べているのに、ギューッとつかまれるように痛くなったり、いろいろな心配で眠れない時に、吐き気がしてきて、胃が痛んだりします。前からかかっている病院で、胃カメラを受けましたが、軽い炎症だけで心配ないといわれました。でも、これだけ痛いのが続くんですから、ガンではないかと思うのです」

すぐに検査をしてもしょうがありませんし、堀川さんはガンを心配しているのに、胃の薬で効くものがほしいといいます。薬をまずのんでみて、経過をみながら考えることにしました。ごくふつうに使う胃薬と痛みどめと、加味帰脾湯を処方しました。加味帰脾湯をのんでいた時には、胃は痛まなかったそうですが、ここ半年以上、加味帰脾湯は手元になかったので、のまずにいたのです。

加味帰脾湯をのんだら、この胃の痛みもよくなったそうで、一カ月後に報告がてら来院して、堀川さんは加味帰脾湯を二週間分持っていきました。よくなってくると、半袋に減らしてのんでいるのだそうです。

その半年後、来院した堀川さんは、今度も別の問題でした。

「前からなのですが、便秘が続いています。生理痛もとてもひどくて、二日間は動けません。生理痛をなんとかしてください。こんなひどい生理痛の人は、他に聞いたことがありません。こんなに痛いのは、ガンなのではないでしょうか」

この前の胃の痛みの時には、「これにくらべれば、生理痛は軽い」といっていたのですが、今は診察中で喧嘩ではありませんから、相手の矛盾をついて、いい負かせばいいというものではありません。

というわけで、聞き流していたら、

「父方にも母方にも、ガンで死んだ人がいます。うちはガン家系だと思います。薬をのむと胃を荒らしてガンになるといわれていますし、痛み止めはのみたくありません」

妙な話になってきました。

堀川さんは心配する内容によって希望することが変わるのですが、加味帰脾湯がいつもよく効きます。生理痛によく効く薬を真剣に検討しても、徒労かもしれません。鎮痛剤は内服でなく、座薬を使うことにし、加味帰脾湯も処方しました。

生理痛そのものは、座薬を適宜使うとしのげるようになるそうです。加味帰脾湯をのんでいると「ガンだ、ガンだ」と騒がなくなるのですが、本人にはその自覚がないらしく、しばらくすると加味帰脾湯をのまなくなり、完全に薬が切れるころになると、新しい心配事をみつけてパニックのようになります。

堀川さんがパニックになった時に、息子と喧嘩になったことがありました。

「あんなに苦労して育てたのに、私が胃が痛いのを息子に話したら、いきなり怒鳴るんです。『他の母親は子どもの面倒をちゃんとみているのに、お母さんはいつもぐずぐずいって、恩を着せる。恩を着せるくらいなら、何もしないで黙って寝てる方がずっと静かでいい』なんていうんです。病気ばっかりして心配させたくせに、大きくなったら私を要らないっていうんですから。結婚なんかしなきゃよかった。子どもなんかいない方がいい。私って損ばかりして、今までいいことなんて何もなかったんです」

この時は、堀川さんが家族の理不尽さを泣いて訴えるので、「この人もやはりいじめられている被害者なのか」と思って、抑肝散加陳皮半夏《ヨクカンサンカチンピハンゲ》を処方してみました。

ところが抑肝散加陳皮半夏が全然効きません。いつまでも家族をなじって「私は損ばかりしている」と嘆きます。堀川さんの勝手な思いこみのようです。どうやら、加味帰脾湯が効く人の主張は、主観が先で、客観的に見る力が弱いのが特徴のようです。

加味帰脾湯がちゃんと効くと自分で認めるまでの期間には、かなり個人差があるようです。よく効くのに、その恩をすぐに忘れ、また出発点に戻る。これが加味帰脾湯の効く人にある程度共通しています。それでも、根気よくつきあううちに、少しずつコントロールができるようになるのですが、堀川さんの場合には、五年くらいかかりました。

いまだにすぐにガンを連想するのですが、加味帰脾湯が切れて一カ月もすると胃が痛くなり、不安が出てきて、思い出してのみ始めると治ります。こういうとぎれとぎれを繰り返し、とにかく加味帰脾湯を思い出してのみ、パニックをほとんど起こさなくなっています。

その代わりに、少し心配なことが起こると、何でもかまわずすぐに私のところに飛んできて、話をすると一息ついて落ち着き、元に戻ります。この頃では、心配の間隔があき、加味帰脾湯の量がすくなくても大事には至らなくなっていますが、堀川さんが他人に頼らず、自分の頭で考えて対処できるようになるには、まだ少しかかりそうです。

ケース④
「効きすぎ」がこわい

杉山和美さん（53歳）・主婦

杉山さんとはじめて会ったのは、末娘の真由さんが来院したのに付き添って来た時です。はじめの出会いは、母親としての杉山さんでした。

杉山さんはその時、「娘がノイローゼになった」と表現していました。

真由さんは当時二十五歳でしたが、半年くらい前から元気がなくなって食欲が落ち、やせ始めたのだそうです。仕事は休まずに行っていましたが、杉山さんが心配してあれこれ聞くと、「頭の中が混乱してまとまらない、眠れない、仕事を辞めたい」といいだしました。

母親と父親が、なだめたりすかしたりして話を聞き出そうとしましたが、真由さんがすぐに泣き出してしまうために、一向に要領を得ません。そのうち、どんどん食欲が落ち、朝は牛乳一杯と果物一個、夕食は米飯をお茶碗に半分くらいとおかずをほんの一口、それ以上は吐き気がして食べられないようになってしまいました。

心配した杉山さんは、真由さんが子どもの頃からみてもらっていた近所の内科に連れて行きました。一通りの検査を受け、「胃薬」をもらい、胃のレントゲンも受けましたが異常はなく、調子も良くなりませんでした。

変化がないために、杉山さんは近くの総合病院の内科に真由さんを連れて行きました。そこで、内科の医師から「むしろ精神科に行くべきだ」といわれましたが、さんざん迷った末、精神科には行かずに、近所の人に紹介されて私のクリニックに、真由さんを連れてきたのでした。


真由さんは、キャシャな感じの色白の娘さんでした。時々上目使いにチラッと見るだけで、あとはうつむいて小さな声で話します。体重はこの半年で五キロくらい減ったといいます。かなりスリムですが、ガリガリに細いというほどではありません。

真由さんの診察をしようとすると、杉山さんがピッタリついていて離れません。私の質問に対しても、杉山さんが全部ひきとって答えてしまいます。真由さんはそれに対して逆らいもせず、黙っています。

真由さんのおなかを触っていると、杉山さんが私の横から口をはさみます。

「真由ちゃん、こんなにやせちゃって、大丈夫？　痛くないの？　黙ってないで、先生に何でもお話しするのよ」

なんでもこの調子ですから、まともな答えが返ってきません。その日は真由さんの最低限の希望（眠れるようにしてほしい、吐き気を止めてほしい）を聞き出し、それに合いそうな錠剤を処方して、効果をみて考えることにしました。真由さんには、二回目は都合の良い日に一人で来るようにいいました。

初診の二日後に、杉山さんが一人で来院しました。真由さんにどう対処すればよいか、わからないといいます。

「ちょっとノイローゼ気味なんだと思っていたんですけど、『精神科へ行け』なんていわれて、精神病だったらどうしようと思って、ここに連れて来ました。でも、あんなにやせて食べられないし、胃ガンじゃないんですか？　今、仕事を失ったら困りますし、かといって働いていて今より悪くなったら困るし、どうしたらいいんでしょう。せっかく苦労して育てたのに、今になってこんなに心配させられるなんて、私は本当に運が悪いんです。なんとか早く治してやってください」

私が説明するヒマもなく、杉山さんは鼻にかかった声の早口でまくしたてます。ただ嘆きに来たようでしたが、最後に自分の体調も悪くなっているので、検査をしてほしいといいだしました。

その後、一人で来院した真由さんから話を聞き、大体の事情がわかりました。ちょっとバカバカしい話です。

「母は私の彼氏がみんな気にいらないのです。必ずケチをつけて妨害します。『みんなあなたの将来のためなんだから』といいますが、ちょっと話すと勝手に相手を調べてきて、反対します。結婚するかどうかわからないうちから、目の色を変えて反対するんです。私もこりて、ずっと内緒にしていました。最後は、反対されたら家を出ようと思っていたのですが、いつの間にか母がかぎつけて、こっそり調査していたのです。突然怒鳴られたのが半年前です。結局彼とは別れましたが、そのあとイライラして眠れなくなり、食べられなくなりました。このごろ少し立ち直ったかなと思いますが、立ち直る頃にまた何かいわれて、そのたびに落ち込んでいました。父はわかってくれるのですが、母は絶対にわかってくれないのです」

こんな経過で、真由さんと話しあいながら、杉山さんとの付き合いが始まりました。杉山さんは客観的にはあまり問題はなさそうだったのですが、本人が更年期のひどい症状を訴えていたからです。

杉山さんの訴えはいつもとりとめなく終始します。決定的に大変というより、様々な自覚症状に対して、想像をめぐらしては自分の想像に怯えます。

たしかに、疲れやすい、急に汗が出る、眠れない、あちこち痛いといった更年期っぽい症状がありました。ところが、杉山さんはその症状よりも、「何か大きな病気なのではないか」とビクビクする気持ちを持て余しているのです。

検査を一通り終わって、ほとんど異常がないといわれても、安心せずに、「見落とされたのではないか」「正常といわれていて急に死んだ人もいる」といって心配します。

「私は今までずっとからだが弱くて、調子良くすごせた日はありません。妊娠中はむくんだり、血圧が上がったりしましたし、お産の後もしばらく血圧が高くて、甲状腺の検査をしたりしました。子どもが小さい頃はいつもカゼをうつされていましたし、やっと大きくなったら、手首が腫れたり、足首が腫れたり、リュウマチではないかと何回も検査をしましたが、結局そうではないといわれました。でも、この手首はまだ腫れたままです。

最近は目が疲れやすくて、黒いものがたくさん見えるので、眼科にかかったら、「年のせい」といって、よく見てくれません。他の眼科に行ったら、白内障があるのと、少し乾燥気味だから『シェーグレン』のはじまりだろうといわれました。こんなに見立てがちがうのは、一体何なんでしょう。その後、眼科にはずっとかかっているのですが、全然よくなりません。これ以上悪くならなければいいのだといわれますが、この年で見えなくなったら、どうしたらいいのでしょう」

こういう調子で、延々と話します。嘆くというより苦情を並べたてている感じです。過去、現在、未来にわたり、非常に自分がかわいそうだと嘆きつつ、関係のない私に責任があるかのような口ぶりで迫ってきます。

「ちょっと他のことをお聞きしても、よろしいですか？」

他の科のことや家族のことを相談する患者さんはたくさんいますが、たいてい、こういう前置きがあります。

杉山さんの場合は、どこからどこまでという区切りがなく、関係のない問題を持ち出しているという認識も全くないようです。

杉山さんと付き合い始めた頃は、私も杉山さんのペースにまき込まれていました。胃の調子が悪いからと何回も「胃薬」の処方を変更し、よく効くものがあると、

「こんなに効いていいんでしょうか。強い薬じゃないんですか？　この薬が効かなくなったらどうしたらいいんでしょうか」といわれて、うんざりするのです。

スギ花粉症があってつらいから、点眼液や点鼻薬が欲しいというので、眼科ではどうしているのかを聞くと、

「眼科の薬は効きません。効かないといって怒られました。何かいうとすぐに薬が増えます。薬はこわいので、のみたくありません。目薬だけいただけますか？　あとは我慢しますから」

とケロッとしています。

この時に処方したアレルギー性結膜炎用の点眼薬が、とてもよく効いたそうですが、

「あの目薬はとてもよく効いたので、こわくなりました。使わないといけませんか？　白内障

のことも心配なので眼科に行こうかと思ったのですが、また怒られそうなので、こちらに来ました」という調子です。

こんな繰り返しで三カ月ほどすぎました。その間に、かぜっぽい時に香蘇散《コウソサン》、胃の調子にはスルピリドという西洋薬がよく効くことがわかりましたが、杉山さんは効くと必ずこわがって、薬を止めてしまいます。こわいなら、完全に止めるより、その症状が出た時だけ使えばよさそうなのですが、その応用ができません。

「この薬はどういう効き方なのでしょう。頭の痛い時はどうでしょうか。熱の時にはどうしたらいいでしょうか。のんで効かない時はどうしたらいいでしょうか」

この人は一体何歳なのだろうと思うような質問をします。

「薬が効くとこわい、こわいとこわがるくらいだから、効く薬はよくわかるでしょ。のんでみて、その薬がどう効くか、自分で判断してみたらどうですか。もうお孫さんのいるような年なのだから」

などというと、大変です。

「私は患者で素人なんですよ。わかるはずないじゃありませんか。だから、聞いているのに、どう効くかわからないままでは、不安でのめません」

三カ月たっても進展はありませんでした。でも、杉山さんの論理はわかってきました。要するに、何でもかんでも心配するのです。加味帰脾湯《カミキヒトウ》に早く気がつけばよかったのです。

加味帰脾湯を処方してみたら、やはりよく効きました。よく眠れるようになったのと、何よりも来院する回数が減りました。娘の真由さんの話では、こごとの量が減ったとのことでした。

杉山さんはいつも真由さんの言動をこまかくチェックして、こごとを言ってきたそうです。帰宅時間が遅いと「心配ばかりかけるから胃が痛くなった」といい、浮かない顔をしていると「嫌なことがあったの？　隠してるんじゃない？　ちゃんと正直にいってよ」といい、休日に少し長く寝ていると「またからだの具合が悪そうね。やせたみたい。貧血はないの？　お昼は食べているの？　お弁当の量くらいは食べなきゃだめよ」というぐあいに、朝から晩まで、真由さんの一挙手一投足を気にしていました。加味帰脾湯をのみ始めてから、真由さんへのそういう煩わしい干渉が目に見えて減ったそうです。

「こんなに効いていいのでしょうか？　ゆううつな気分がずっと減りました。からだが軽くなったようです。これは何の薬ですか？　今度これが効かなくなったら、どうしたらいいのでしょう」

というのが、杉山さんの感想でした。せっかく効いた加味帰脾湯でしたから、勝手に止められたら「今までの苦労が水の泡」だと思い、この時ばかりはガッチリ指示しました。

なるべく欠かさずのむ。一カ月くらいしたら、一日二袋に減らす。そのまま一日二回か、一回半袋を三回か四回のみ、半年もたったら考える。

こんな風にして、杉山さんは加味帰脾湯をのみ続け、半年後からは一日一回ねる前だけにして、約一年続けました。その頃には、真由さんの調子がよくなり、その面からも杉山さんはよくなったようです。

杉山さんのその後は、加味帰脾湯を一日一回くらいで続けています。まあまあですが、時々マスコミで取り上げられた話題で混乱して来院したりします。そういう時も、加味帰脾湯で切り抜けています。

最近杉山さんがドキッとすることをいっていました。

「私は年上ですから、先生より先に死ぬでしょうから心配はいりませんが、若い人は先生が先に死んじゃうわけですから、そのあと薬をどうしたらいいんでしょうねぇ」

加味帰脾湯の効く人って、こういう考え方、もののいい方をするのです。

ケース⑤
不安、不安、不安

横山豊さん（54歳）・会社員

横山さんとのつきあいは十年近くになります。横山さんが五十四歳の時からで、あちこちの病院、漢方薬局などを経たあとでした。

横山さんの抱えている問題は、三十年来続いている咳などの呼吸器症状と、過敏性大腸、耳鳴り、めまい、不安感などでした。とくに呼吸器症状は、三十年以上前に肺結核で入院し、その後、結核の再発はありませんが、気管支喘息、気管支拡張症などの診断で、ずっと治療を続けていました。

季節によってはずっと咳とタンが出続け、無理をするとカゼをひいて、なかなか治らなくなります。ペニシリンやピリン類で薬疹がでますし、気管支拡張剤で動悸や吐き気がするため、呼吸器科などの医師に、「使える薬がない」と明からさまにいやな顔をされてきました。

十五年くらい前に東京にいた時から、漢方薬をのみ始めました。その時は健康保険でエキス剤を処方してもらい、咳などの呼吸器症状がとてもよくなっていました。

横浜に引っ越してからは、まわりに漢方薬を処方できる医者が見つからず、漢方薬局で煎じ薬を調合してもらっていました。咳などにはよく効きましたが、健康保険の十倍近くかかるため、高くて十分な量を使えず、いつもケチケチ引き延ばしてのんでいました。

時々カゼをひいた時は、近所の内科にかかりましたが、抗生物質をのむと必ず下痢し、胃が痛みます。胃腸の調子が元に戻るのに二週間くらいはかかるため、カゼをひくたびに消耗します。いつもカゼをひかないように、戦々恐々として暮らしていました。

横山さんが私のクリニックに来院するようになったきっかけは、とても面白いエピソードです。バスの中で隣の女性の会話が耳に入り、急いで手帳にメモして、あとで電話帳で調べて来院したのです。

「そんなにずっと治らないのなら、漢方薬の方が効きますよ。私は前からあっちもこっちも悪くて、それを主人にいうと『そんな難しいものは、益田先生のとこに行け。俺の内科の患者はもっと単純なんだ。訴えは一本にしぼってくれ』って、怒るんですよ。『どうしてあなたは私を治せないの』っていってやると、『俺は漢方薬はわからん。そんな面倒な病気は、ふつうの薬じゃ、のんでも治らないから俺に頼むな』って威張ってるだけで、役に立たないんですよ。この道沿いだから、もうすぐ見えますよ。駅のそばだから、教えてさしあげましょう」

「内科の医者の奥さんが通う漢方薬を使っている医者」という耳よりな話に、横山さんは喜んで飛びつき、来院したのだそうです。

横山さんは、普通の背丈でやせ型です。一見したところ、悪そうな顔をしていません。前述したような経過は、問診用紙に細かく書きこまれていました。

自覚症状として困るところは、下痢しやすい、めまい、耳鳴り、頭痛、疲れやすい、動悸、息切れ、手足の冷え、かぜをひきやすい、長く続く咳、不安感、不眠など、からだ全体、あちこちの不調でした。

診察してみると、首の回りにリンパ節がゴロゴロたくさんあります。上半身はやせていて、背中の肩甲骨が浮き出ています。呼吸音に異常はありません。

おなかはほとんど皮下脂肪がなく、腹筋の張りはなく柔らかです。五十代の男性にしては、ずい分力のないおなかです。おへそのあたりに、動脈の拍動がかなり大きく伝わってきます。

会社の健康診断は一カ月前にしてあり、横山さんはその結果を持ってきていました。貧血もなく、肝機能その他全部問題はありません。以前にいろいろ病気をしていた頃に、白血球が少なかったことを横山さんは気にしていましたが、一応正常範囲の下限に入っていましたので、再検査は薬の効果をみながら考えることにしました。

横山さんの問題は長く続く呼吸器症状と、たくさんの不定愁訴です。話の筋道はたっているのですが、あちこちに横山さんの解釈が入るので、かなりしつこく、すぐには理解しにくい印象です。とりあえず、苦痛の中心の咳などの呼吸器症状を改善しながら、不定愁訴については考えていくことにしました。

初診の時には、タンがぞろぞろでる咳をしていました。呼吸音は変でないのに、昼も夜も咳が出て、水っぽいタンがでます。カゼをひいた覚えはなく、咳がではじめると、いつも止まりにくくて困っていたようです。

「気管支拡張症だからしょうがないと、いわれていました。呼吸器専門のところにかかっても、抗生物質と気管支拡張剤がだされるので、よけいに調子悪くなりますから、最近は、ずっと我慢していました」

体力的に弱そうでしたから、とりあえず咳を軽くすることだけを目標に、半夏厚朴湯《ハンゲコウボクトウ》と苓甘姜味辛夏仁湯《リョウカンキョウミシンゲニントウ》を処方しました。

苓甘姜味辛夏仁湯は、小青竜湯《ショウセイリュウトウ》を弱い人向けにしたような薬です。小青竜湯はスギ花粉症の時によく話題になるので、最近は比較的有名になっています。半夏厚朴湯は、咳が胸の奥から出るかんじでしたから加えました。

この組み合わせはよかったらしく、タンが切れるようになり、咳の回数がずっと減り、食事中に咳がでなくなって、楽になったそうです。


妙な話をしても私がおこらないのがわかったらしく、二回目には横山さんは急に雄弁になりました。漢方薬のあれこれをあげて、その成分の組み合わせなどでよかったものや、悪かったものなどを並べます。おまけに、

「こういう話をしたら、前の先生はいやな顔をして『そんなに詳しいんなら、自分で薬をきめなさい。私にはわからない』っていわれました。先生は何が効くと思われますか」

などと、すまして聞きます。

そんなことをいわれても、私にもわかりませんから、カゼっぽくなった時にと、香蘇散《コウソサン》を出しておきました。横山さんはカゼをひいたらどうしようと、しつこく心配をしていたからです。

香蘇散は「怪我の功名」で、のんでみたら気分がすっきりし、頭重が軽くなったそうです。そこで思いついて、参蘇飲《ジンソイン》を処方してみました。参蘇飲は香蘇散の効く人のカゼがちょっと長びいた時などに使います。それだけでなく、一年中カゼをひいたように頭が重いなどとブツブツ文句をいっている「万年カゼ」の人によく効くことがあります。

香蘇散が効き、参蘇飲がよく効き、横山さんはかなりすっきりした顔で来院しました。そこで、腹証と不定愁訴の内容から、参蘇飲に補中益気湯《ホチュウエッキトウ》を加えてみました。

この組み合わせもなかなかよかったらしく、咳などの呼吸器症状以外の不定愁訴がほぼ解決しました。ただ、疲れると下痢をします。

ふつうは疲れて下痢をしたのなら、二、三日おなかの安静を保って待っていればいいのですが、横山さんにはそれができないようです。

「この下痢でまた体重が二、三キロ減るんだろうか。ちゃんと体重が戻るだろうかって、不安になってくるんです。結核をやったあとなどは、ずっと下痢が続いて、骨と皮になって、あばら骨がとびでてたんです。そういうふうに戻るんじゃないかと思うんです」

横山さんがあまりに心配するので、下痢した時のために、六君子湯《リックンシトウ》を少し処方しました。これで下痢の時には、一日一袋分でよくなったそうです。

参蘇飲と補中益気湯の組み合わせですごしているうちに、呼吸器症状がかなり軽くなり、口内炎があまりできなくなっていました。半年ほどたった頃には、初診の時と比較すると、格段の差でよくなっていました。

その頃に、ちょうどインフルエンザが大流行し、横山さんも娘さんからうつってしまいました。インフルエンザだけなら、栄養補給をして高熱のでている数日間を家で安静にしていればなんとかなるのですが、横山さんは高熱が出たとたんに、パニックになり、頭の中がこんがらがってしまったそうです。

「肺炎になったらどうしよう」

横山さんは、不安感で前後の見境もなく、夜間の救急病院にかけこみました。今までの経験から考えれば、抗生物質を使えば調子がガタガタになるのは、わかり切っていたはずなのですが、不安で不安でたまらなかったのです。

抗生物質を二日間のんで、予定通り下痢が続き、それでも少し熱が下がってから、横山さんは来院しました。ゲッソリした顔をしています。

「なんだか不安で不安でだめだったんです。でも、やっぱり抗生物質はのまなきゃよかったんですね。自分でやっちゃったことなのに、やっぱり今も肺炎がこわいし、下痢もいやだし、せっかく良くなってきていたのに『もうだめだ』という気持ちになっています。私は治るんでしょうか」

私自身は、横山さんの全体がよくなってきていたので、はじめからあった不安感を忘れてしまっていたのです。横山さんは自分のことですから、もちろん、不安感を忘れていたわけではありませんが、あまり具体的に表面に出てきていなかったために、軽視していたのです。

前後見境なく、我を忘れてパニックになる状態には、加味帰脾湯《カミキヒトウ》が効くのではないかと、この時に気がつきました。

まだインフルエンザが治りきっていない状態でしたから、加味帰脾湯はふつうの三分の二に減らしてのんでみてもらいました。

これは効き目バッチリ。じつに劇的、大成功でした。

横山さんの不安感はとても軽くなり、おまけに下痢もずっと軽くなりました。加味帰脾湯はとてもよく効いたのですが、しばらくのみ続けていたら、とても面白い効果がでてきました。

「昔からつきまとっていた不安感がどんどん小さくなって、減っていくのがわかります。昔のいやだったことや、こわい思いをしたことが、今まで始終頭に浮かんで、その度に重苦しい気分になっていたのが、ずっと楽になっているんです。不思議ですねえ。私は結核以来、『からだも人生も全部だめになった』っていつも悲観していたんですが、この頃、『まあ、こんなもんか』と気楽に考えたりするんです。性格まで変えてくれたんでしょうか」

結局、横山さんに一番必要だったのは、加味帰脾湯だったのでしょう。その後三年くらい、加味帰脾湯を少しずつ減らしてのみ続け、あとは必要がなくなりました。ふだんは参蘇飲と補中益気湯の組み合わせですごし、夏になると清暑益気湯《セイショエッキトウ》に切り替えています。長い階段でも、ひどい息切れはなくなり、ふつうなみに動けますし、何よりもカゼをひかなくなりました。香蘇散や参蘇飲で何とかなり、ひどい呼吸器症状を起こさなくなっています。

横山さんは自分でコントロールができるようで、加味帰脾湯を少しストックして手元においています。我を忘れそうになる前にのむためなのですが、ほとんど使っていません。本当は、もう要らないのかもしれません。

ケース⑥

かわいそうな犠牲者

津山眞由美さん（50歳）・主婦

加味帰脾湯《カミキヒトウ》がせっかく効いても、効き目を認めない人が少なからずいます。何だかんだとのまないための口実を設けて、自分の主張を通そうとします。ふだんはいいのですが、絶対的に治療が必要な病気になった時、この人たちは医者や医療スタッフと口論になり、トラブルを起こします。津山さんもその一人です。

初めて津山さんの話だけを聞くと、憤慨するのももっともだと同感し、同情してしまいます。ところが、他の人から同じ話を聞くと、事態は全く逆で、津山さんの一方的な決めつけ、無理な要求であることがわかります。ですから、まじめに接していると初めは振り回され、ひどく疲れます。加味帰脾湯の効く人の中で、一番扱いにくいタイプの人です。

津山さんは四年前に、気管支喘息で三カ月間入院しました。この入院期間中に、胸のレントゲンに丸いカゲがあるといわれ、結核、肺ガン関係について様々な検査を受けました。結局、結核も肺ガンもなく、三カ月たって喘息も軽くなって退院したのですが、入院中からイライラして精神不安定な状態が続き、呼吸器科から心療内科に紹介されました。心療内科では自律神経失調症といわれ、抗うつ剤など数種類の薬が処方されましたが、あまりよくならないのと、薬をのみたくないという理由で、漢方薬局へ行き、補中益気湯《ホチュウエッキトウ》と麦門冬湯《バクモントウトウ》をもらって六カ月ほどのんでいました。そうしているうちに、私のクリニックのことを知人から聞いて、来院しました。

津山さんはかなりの美人で、とてもよく似合うきれいな色のスーツをピシッと来ていました。外見は病人が病院にかかるのではなく、良家の奥様が高級レストランで会食という雰囲気でした。きちんとすきなくお化粧し、爪はのばしてピンクのマニキュアがきれいに塗ってあります。

場違いな感じがしないでもありません。

ところが、話をし始めると、たちまち雰囲気が変わりました。かなりきつい尖った声で、険しい表情をします。眉間にたてじわを二本寄せます。子どもが相手なら、間違いなく怯える顔です。

問診用紙には、細かい字でビッシリと経過が書いてありました。「要望すること」の欄には、「体力をつけてほしい」と一行ありました。「困る症状」の欄には、動悸、息切れ、咳、ねつきが悪いとありましたが、他には自覚症状としての印は全然ついていませんでした。

問診用紙の経過は、非常にわかりやすく書いてありました。それを読むと、咳が出て困るし、体力をつけてほしいのだなと納得がいきます。「今までに問題があった薬はないか」と質問したら、突然すごい剣幕でしゃべり始めました。

「薬はのみたくないのに、たくさんのまされました。何の薬か聞いても全然説明してくれません。下痢をするのでのみたくないといっても、『のまないと治らない』の一点張りで、説明など一切なしです。入院中にγ――GTPが98になりました。薬のせいだと思いますが、それを聞いても『ちがう』というだけで、説明はありません。薬のことでは、いつも納得がいきません。どういう薬か説明してください」

津山さんは、お門違いの要求をしてきます。おまけに、息もつかずにしゃべりますから、私が口をはさむのが大変です。やっとスキをついて、いいました。

「でも、『体力をつけてほしい』と書いてあるのが、ここにいらした理由でしょ。それから始めなければ、こちらはやりようはありませんよ」

「体力がなくなったのは、のまされた薬のせいなんですよ。どの薬でどうなったのか説明されないままなので、薬はのんでいませんが、心療内科でも五種類も薬がでていました。本当に効くのかと私が聞くと、担当の先生は『のんでみなければわからない』といいます。そんな効果がわからない薬をのめるはずがありません。ここに伺ったのは、漢方薬局で買った薬で少し体力がついた感じがしたからです。その薬を出してください。他の薬はいりません」

こんな調子なので、初診の時には、あまり深入りせず、ある程度の話を聞いてから、補中益気湯を処方しました。

二回目の来院時は、別の話が出てきました。前の病院で薬の説明、検査の説明がなかったことを繰り返したあと、夫の母親の介護問題をめぐるトラブルを話し始めたら、止まらなくなりました。要約すると、こんな話です。

「夫は、男、男、女、女の四人兄弟で、父親はすでに亡くなり、母親（八十五歳）が末の妹の夫婦と埼玉に住んでいた。長男が親をみるのが自然な流れと思い、半年前から姑を引き取ったが、昔の人でとても頑固で仕えにくく、生活リズムも合わないのでとても困った。一生懸命尽くしたのだが、姑は三カ月間で元の妹の家に帰ってしまった。夫の兄弟四人は、姑の話だけを聞いて『三カ月間で追い出した』と私を責める。長男の嫁は我慢するしかないのか」

こういう例は、日本中にいくらでも転がっています。家族構成に多少の差はあっても、誰かが疲れ果ててダウンしたり、みんなで角突きあってガタガタしていたりします。よほどしっかりした人がリードしないと、かわいそうな犠牲者がでます。

気が強くて意地が悪い人が主導権を握って、弱い者いじめになっていたり、とにかく、ろくな話がありません。津山さんもその犠牲者の一人なのでしょう。家系図などを書きながら話を聞いて、大変そうなので同情して、補中益気湯にくわえて抑肝散加陳皮半夏《ヨクカンサンカチンピハンゲ》を処方しました。

次に来院した時、津山さんは切り口上でこういいました。

「あれは何の薬ですか。何も変わりません。体力もつきませんし、よくなったところは全然ありません。この前お話した姑の問題は、もともと主人の問題です。私が薬をのんだら変わるものではありません。どうしたらよいか考えていると頭が変になりそうです。この先ちゃんともつように、病気を治してください。今まで効かない薬ばかりのまされてきたと思いますが、これだけ具合が悪いんですから、このままでは困ります」

なんだかとても変な展開です。

「この人のどこを手がかりに治療したらいいのだろう」

と思案している間も、津山さんはお構いなくしゃべり続けます。

「やっぱり変な雲行きだ」と思っていて、ハッと気がつきました。

「この人の問題って、ずれてるところだ。加味帰脾湯が効くんじゃないかしら」

津山さんのような人に、加味帰脾湯の効き方を正直に話すのは気がひけます。でも、抑肝散加陳皮半夏が効かないのですから、少なくとも、介護をめぐる問題での表現は不正確で、津山さんの思い込みや独断がありそうです。「補中益気湯に組み合わせると体調のよくなる人が多いから」と説明して、加味帰脾湯を処方しました。


加味帰脾湯をのみはじめて二週間で、かなりの効果がありました。ねつきがよくなり、睡眠が深くなりました。まだ、夜間に咳で起きることがあるそうですが、眠剤を使わないのに、睡眠の状態がずっとよくなっています。それに、面白いことに、おなかの調子がよくなり、下痢をしなくなりました。

これだけ効果があれば「著効」と判定できるのですが、津山さんは相変わらず険しい顔をしています。

「まだ夜中に咳がでます。私が咳込んでも主人は知らん顔で寝ていますから、私の咳の苦しさをわかってくれません。夜中の咳を止めてください。咳を止めるだけでいいんです。薬は錠剤しかのめません。漢方薬は量が多くて、オブラートに包むのが大変ですし、水をたくさんのんでしまって、胃がいっぱいになりますから、一種類にしてください」

これを一息でしゃべります。争っても勝ち目はなさそうですし、エネルギーを消耗するだけですから、津山さんの「全面的な治療」は諦め、加味帰脾湯をのんでもらうことだけを第一目標にしました。咳などはふつうの錠剤に切り替えました。

津山さんが「のみたくない」という「薬」は、薬全般ではなく、主として西洋薬を指しているようなのですが、時として、自分の都合で漢方薬も「薬」の仲間に入れます。加味帰脾湯は効くのですが、いろいろ理屈をつけてのまない算段をします。その反面、来院の度に身の回りに起きた自分が気に入らない出来事を、関係のない私に、憤慨しながらまくしたてていきます。

こんな調子で三カ月ほどたった時、津山さんの調子は客観的にはかなりよくなっていました。夜間の咳はほとんどなく、加味帰脾湯を寝る前に一袋のむだけで、朝まで眠れるようになっていました。ところが、津山さんは調子がよくなったのは、朝夕のうがいと「鼻うがい」を励行しているせいだと主張します。しかし、何にせよ、そろそろ「卒業」してもよかろうと私は考えていました。

そんな時に右胸の肋間神経痛を起しました。胸の外側から触って、飛び上がるほど痛む圧痛点がありますし、咳も呼吸困難もありませんから、呼吸器には関係ありません。とても運が悪いと、帯状疱疹だったりしますが、とにかく、一刻を争うほどの重病ではありません。

ところが、津山さんは「これは肺炎にちがいない」と主張して、以前に入院していた病院の呼吸器科を受診しました。そこで検査をし、一週間後に夫に付き添ってもらって結果の説明を受けに行きました。

後から津山さんの夫が来院して報告してくれたのですが、結果の説明を外来で受けている時に、津山さんは担当の医師の説明が気に入らず、大声でなじり始め、泣き叫んでいるうちに、過呼吸発作を起しました。その日はそのまま入院し、その後心療内科に回され、四日後に退院したそうです。


退院後二カ月して、津山さんは何事もなかったような顔で来院しました。

「加味帰脾湯をのまなくなったら、夜中に咳がでますから、加味帰脾湯を出してください」

振出しに戻ったような切り口上でいい、ついでに心療内科の悪口をひとくさり。

津山さんはこんな調子で、忘れた頃にやって来て、加味帰脾湯を二週間分持っていきます。のんでいるのでしょうが、決して「効くからのんでいる」とはいいません。

たしかに加味帰脾湯の効く人の性格を極端にすると、津山さんのようになるとは思うのですが、今のところ、もっとよい対処の方法があるのかどうか、わかりません。

五十代の今はまだいいとして、あと二十年たったらどうなるのか、こわいので考えないことにしています。

あとがき

小さな診療所で漢方薬も併用する治療を始めて十年がすぎた。漢方薬を使った治療をしていると、それまでの医者の常識が破られることがたくさんある。「これは治せない」と考えていた状態が、漢方薬で改善されたときの驚きは新鮮である。もともとおっちょこちょいなので、あまり深く考えずに前の二冊はそれを文章にした。

十年たち、私はやはり「なんでもない科」であるが、何にでも耳を傾け心配事の相談に乗っていると、いわゆる「不定愁訴」の患者さんが多くなる。そんな人たちとすごしてきたので、今回は「不定愁訴とその周辺」に漢方薬がどう効くか、を中心にした。

長く続く不定愁訴は患者本人がどう感じようとも、医者の側からみれば「これなら死なない」と見当がつくから、医者の反応はとても冷たい。たいていは「気のせい」「精神的なもの」と断を下されてしまう。そんなこと言われたって、具合の悪いものは悪い。この私にしても、激しい耳鳴りと下肢のビリビリしたしびれが頑固に続き、漢方薬も全然効果がないのだから「精神的なもの」だと見る人は見るだろう。

こういう考え方は偏見であると思うが、同時に精神科領域にまつわる諸々のことに対する偏見が、医者にも患者にも、一般の人にも根強いとつくづく感じる。

「こころ」に効く薬が、向神経薬だけでなく、漢方薬にもたくさんあるのは興味深い。私の診療は独学という格好がいいが、全然見当のつかない難しい患者さんに困った挙げ句、苦し紛れに使ってみて効果をつかんでいくというやり方なので、ある日突然効き目を発見したりする。「こういう感じの人にはこの漢方薬」という組み合わせの説明は、なかなか難しく、実例集のようになってしまった。

私は精神科医ではないので、専門家からみると恐ろしいのではないかと思う。しかし、無謀にも専門外のことを平気で書いてしまった。ヘビ年だから、「ヘビに怖じない」のかもしれない。

ともあれ、漢方薬の三冊目がやっとできあがった。たくさんの激励や催促をいただきながら、なかなかその気にならなかったのだが、若く真面目で熱心な医師たちの姿に触れて、その気持ちに応えようという気持ちになれたのが大きいと思う。暑い夏の来る前に書き上げようという目標だけは、何とかクリアできたようである。

一九九九年七月

著　者

【著者略歴】
益田総子（ますだ・ふさこ）
1941年生まれ（千葉県）
1967年東京大学医学部卒業
1972年～1987年医療生協戸塚病院小児科勤務
1982年頃、漢方薬に出会う
1987年横浜市金沢区に「横浜なんぶ診療所」開設
1990年『不思議に劇的、漢方薬』を執筆
1993年『やっぱり劇的、漢方薬』を執筆
1994年横浜市磯子区に「ますだクリニック」開設
1999年『〈こころ〉に劇的、漢方薬』を執筆
2000年～2004年筑波大学医学部非常勤講師
2003年『女性に劇的、漢方薬①、②』を執筆
2007年『女性に劇的、漢方薬③』を執筆
2012年『負けない！劇的、漢方薬』を執筆

新装版 〈こころ〉に劇的、漢方薬

2021年6月25日　初版第1刷発行

著　者	益田総子
発行者	川上　隆
発行所	同時代社 〒101-0065　東京都千代田区西神田2-7-6 電話 03(3261)3149　FAX 03(3261)3237
装　幀	クリエイティブ・コンセプト
組　版	閏月社
印　刷	中央精版印刷株式会社

ISBN978-4-88683-901-5